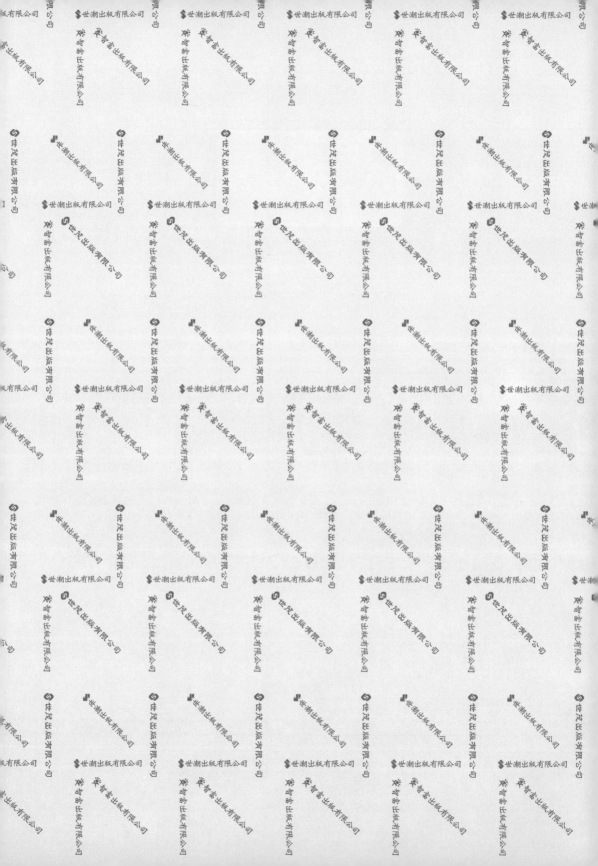

人體圖形

黃帝內經的啟示

增訂版

魏哲彰 博士◎著

增訂版序

這次的增訂再版，除了補寫「徵候」一章外；並將前版內文中一些缺漏的地方，做了修改及訂正。也在多處重繪圖表及美工，補足了上次出版時未能完成的部分，當我重新校對編寫時，心裡突然有種舊地重遊，回首前塵的感動。

傳統醫學的傳承如同一條漫長蜿蜒；且寬廣的巨流，不斷累積了百代前賢無數的心力智慧，和血淚代價，並且與時并進的往前推動、不斷蛻變，幾經淘焠才能獲得的珍寶。在當今生物科技、基因醫學發展的時代，仍能受到歐美先進國家的重視和持續的研討，足見其獨特的保健醫療及預防養生哲學，已經被普遍的認識及接受。這從大量的東方醫學，或哲學元素的普及到西方通俗流行文化中；像是 Yin and Yang（陰陽）、Qi（氣）、Taichi（太極）、Wu Xing（五行）…等的概念性商品，受到普遍和口語化，就可以輕易的看出。

但是所謂的流行話題或是風潮，卻常常只具表象、膚淺，甚至是完全曲解其真義，因此；唯有普及經典，並將經典、傳說，化成筆記、日誌，把艱澀卻古雅的文辭，演繹成簡單輕鬆的字句。如此當閱讀不再困難重重時；才能再次開啟千年陳釀的智慧甘露，并為時人輕易的汲取啜飲。透過胸中的發酵，沉醉於字裡行間，甚至回到心靈舊時的巷陌，尋訪本初的性靈，終能調校失序荒脫的身心……。

十二年如夢，夢裡非有似無，中間本來無事；惟父母師長的恩情，同胞手足的親愛，及學生故友彼此共學共成的真誠信仰，才覺此身非輕！先哲示我道路，前賢惠我益多，希望這次的增訂再版，多少也能給予新進後來者一副方便的鎖鑰，或者如渡河的舟筏；重點應在於到達彼岸，而非此筏，如《金剛經》：「如筏喻者，法尚應捨，何況非法。」是我初衷。

感謝世茂出版社簡玉珊小姐的支持，及吾弟湯立嘉博士的積極推動，終能使增訂工作如期圓滿完成。

最後謹以此書的增訂再版，紀念我的慈母，雖然母親已於二〇一二年離開人世，但是母親的信仰，以及寬厚慈悲、關懷待人的身教，順柔堅毅，委曲成全的處事精神，已永遠深深影現於我心靈最深刻處，並持續的指引著我們五個兄弟姊妹。

願天下父母師長皆得長壽平安，願天下兒女子弟皆能長奉慈親。

願天下眾生土地永無病患災疫，願天下佛法道場永固佛日增輝。

魏哲彰序於多聞學堂

二〇一四年十一月六日

《法華經・方便品》一

若有眾生類　值諸過去佛　若聞法布施　或持戒忍辱　精進禪智等
種種修福慧　如是諸人等　皆已成佛道　諸佛滅度後　若人善軟心
如是諸眾生　皆已成佛道　諸佛滅度已　供養舍利者　起萬億種塔
金銀及頗梨　硨磲與瑪瑙　玫瑰瑠璃珠　清淨廣嚴飾　莊校於諸塔
或有起石廟　栴檀及沈水　木櫁并餘材　甎瓦泥土等　若於曠野中
積土成佛廟　乃至童子戲　聚沙為佛塔　如是諸人等　皆已成佛道
若人為佛故　建立諸形像　刻雕成眾相　皆已成佛道　或以七寶成
鍮鉐赤白銅　白鑞及鉛錫　鐵木及與泥　或以膠漆布　嚴飾作佛像
如是諸人等　皆已成佛道　彩畫作佛像　百福莊嚴相　自作若使人
皆已成佛道　乃至童子戲　若草木及葦　或以指爪甲　而畫作佛像
如是諸人等　漸漸積功德　具足大悲心　皆已成佛道　但化諸菩薩
度脫無量眾　若人於塔廟　寶像及畫像　以華香幡蓋　敬心而供養
若使人作樂　擊鼓吹角貝　簫笛琴箜篌　琵琶鐃銅鈸　如是眾妙音
盡持以供養　或以歡喜心　歌唄頌佛德　乃至一小音　皆已成佛道

若人散亂心　乃至以一華　供養於畫像　漸見無數佛　或有人禮拜
或復但合掌　乃至舉一手　或復小低頭　以此供養像　漸見無量佛
自成無上道　廣度無數眾　入無餘涅槃　如薪盡火滅　若人散亂心
入於塔廟中　一稱南無佛　皆已成佛道　於諸過去佛　在世或滅度
若有聞是法　皆已成佛道　未來諸世尊　其數無有量　是諸如來等
亦方便說法　一切諸如來　以無量方便　度脫諸眾生　入佛無漏智
若有聞法者　無一不成佛

梅序

中國的傳統醫學發展至今，一般認定已長達五千年，應該是人類最具歷史和績效的醫療體系，也是人類文化的瑰寶。但是自從清朝中葉歐美醫療科技傳入中國後，一百多年間，傳統醫學受到了極大的衝擊，也可說是「打擊」與「壓抑」，使我國的醫療科技蒙上了許多「不白之冤」！歐西醫學界對傳統醫學最大的的攻擊是——「中國醫療」不科學，缺乏科學的理論基礎，其醫療理論更是神祕的、無法實證的！也就是說，他們認「中醫」以「五行」為理論基礎，根本在科學領域內站不住腳；雖具一定的療效，頂多是「知其然而不知其所以然」！因此他們認為中醫不可能有進步；因為時代不同，醫療科技進步太快了，中醫最後終將被時代所淘汰。中華民國建國九十一年來，政府就曾有多次廢除中醫之議，情勢實在對傳統醫療一度是極其不利的。

中醫真的是不科學的嗎？到了二十世紀後期，特別是中國大陸改革開放以後，中國在一九五八年高舉「大躍進」的「三面紅旗」，其中一面紅旗（即「大原則」之意）就是「土洋並重」，把「中醫」和「西醫」放在同等地位由國家大力推動。於是中國傳統醫學在中國，自五八年後得極大的進步與發展；尤以「針灸」更是一枝獨秀，在一九八〇年代即突破國際市場，得到很多先進歐美國家的承認。近十多年來，歐美醫藥界對於中醫、中藥也掀起了研發的高潮，中醫不僅少有人再評為不科學，甚至被認為很先進。我們的傳統醫學終有翻身之日，為世人所重視了。

中國醫療科技長久封存的另一個原因，在於醫學書籍文字古老，一般人不僅難懂，甚至難讀。以其中最基本也是最重要的《黃帝內經》而言，便是一個題例。由於難讀、難懂，中醫神秘的面紗就很難拿掉了。為了解決這個難題，近年來很多中醫界有識之士紛紛從事傳統醫學書籍的「白話化」或「口語化」，就是用現代文化來「詮釋」或「譯述」難懂的古代文字。這種努力對傳統醫療進步的促進是很有助益的。

好友魏慶福先生的公子魏哲彰君，在台灣及中國大陸研習中國傳統醫學後，更遠赴美國進修，經五年的苦讀，獲得東方醫學博士學位，是目前台灣很具現代學術基礎的中國傳統醫學專家。本院自創辦以來即設有「傳統醫療科技研究所」，乃禮聘魏博士擔任該所副所長。他在就職後的第一件事，就是將《黃帝內經》用現代語文加以正確而詳明的詮釋，歷時半年以上才告完成。我對魏博士的努力與心血付出，甚表讚佩。

《黃帝內經》是中國傳統醫療「總根」，一般人的印象以為是黃帝親自所著。其實，黃的時代已無正確的考證。這本醫學界的奇書，應該是周朝與春秋戰國時代一種「集大成」式的作品。也就是說，《內經》乃集體創作，把近千年漢族人醫療的經驗、技術，加上「五行」理論，彙成一本有系統的名著。其內容極其精闢，自成體系：從基本理論到經絡、穴道以及疾病與季節、氣候的關係，加上各種疾病的療法，都有詳確的闡述。離怪這大著成為中國醫學界的「聖經」了。其所以用「黃帝」之名，也許是對漢族祖先兼英雄的尊敬吧？

魏哲彰博士對《黃帝內經》用現代語文來詮釋，做得很徹底，用了很多工夫。有時還引用歷代名醫，如唐朝孫思邈、明朝李時珍等的著作來旁證。我對魏博士這本著作的出版非常重視，相信《人體圖形——黃帝內經的啟示　增訂版》的問世，對中國傳統醫學的傳布有很大的助力，當可使中國醫學更上層樓！

梅可望序於台灣區域發展研究院

二〇〇二年四月二十五日

梅可望博士／中央警察大學前校長・東海大學前校長・台灣區域發展研究院創辦人兼董事長

自序

現在的人類，距離茹毛飲血的原始生活，已十分遙遠；科技文明的進步，使我們脫離了草原森林，並且走進人類自己所建立起來的社會邦城。時至今日，人們早已習慣在清晨從咖啡壺中沖煮熱咖啡，用微波爐熱早餐；打開電腦，輕觸一個按鍵，便可以和世界各個角落連接上訊息。人類已經為自己建立了龐大複雜的網絡，讓原本散佈各地的族群，更加緊密地結合溝通，也更方便我們的生活。這比起一早就要單獨飛出覓食小蟲的鳥兒，或是待在樹上觀望四周的猴子，人類確實已遠離地球上其他動物家族，以及原始的生態環境。而我們也正欣喜於這樣的改變，幾乎不會有太多人在乎人類以往是怎麼與生態環境共處？大自然與我們之間，是否仍存在著某種微妙的互動？

寒冬裡的清晨，總是容易在不知不覺中睡過了頭。在某些時候，總會特別喜歡或厭惡某種味道；像是特別愛吃酸味，或是很怕吃到苦的東西。常常在很生氣之後就失去了胃口，有時甚至還會拉肚子。夜晚時常會有奇怪的夢境，甚至連續好幾天都作相似的夢。像這樣一些奇怪的問題否有特別的意義？

寫作這本書的動機，起初只是帶著一種寫筆記及摘要的心情，想將《黃帝內經》中幾個有趣的主題，作綜合性的整理；讓更多人能有機會，接觸到以往被視為較艱澀，難以理解的專門著作。然而，中國醫學是累積先人數千年的智慧結晶，其領域浩瀚如海，個人才學有限，經歷淺薄，誰仍有許多謬誤及不足的地方，唯有不斷研習精進，方能更盡圓融。

本書能順利完成，首先要感謝「台灣區域發展研究院」創辦人兼董事長梅可望博士，一直以來對我不斷地指導與關心，期許勉勵我勇於嘗試、貢獻所學，更在公務繁忙之際，仍抽空閱讀全稿，提出建議，並為本書作序。

我也要謝謝麗琳大姊，始終給予我強而有力的關懷。此外，感討吾弟湯立嘉博士，全程協助本書的資料蒐集，及編寫作業。最後，我更要感謝我的父母，長期地支持、鼓勵我，使我在學習的過程中，有明確的努力目標。

謹將此書獻給引領啟發我接觸中醫學的「歐吉桑」——黃順興先生

前言

如果從中醫學的觀點來看人體，則人體就如同是一個小宇宙，與外在的大宇宙互相應合。自然界中的山丘、湖泊、河川、峽谷、海洋、沙漠，乃至於氣象，都與人體中的肌肉、骨骼、血脈、毛髮、氣機變化有著相應的地方。如果再擴大範圍來看，則日、月、星、辰，也都與人體內部的臟腑、經脈、氣、血、津、液，互相對應。甚至是時間上的過去、現在、未來，也同樣存在於生命體內。

假如以微生物大小般的身軀，進入人體旅遊，則與人類遊歷太空、漫步宇宙，其浩瀚無垠的感覺，實無太大差異；如果只是憑著勇氣與毅力，而沒有一部精確的地圖，勢必迷失其中，而難以掌握全貌。《黃帝內經》融合了《易經》及道家的許多觀念，以古老簡約的方式，仔細而巧妙地描繪出人體奧妙的圖形；透過一層層陰陽五行的規則，及生剋制化的密碼，帶領我們由醫學的大門走進生命的大廳，進入生命軀體的內部，至達宇宙的中央。

《黃帝內經》簡稱為《內經》，是中醫基本理論的經典之作，其編著的年代約在先秦戰國時期，全書可分為兩部分，即：《素問》九卷及《靈樞》九卷，各八十一篇，共計一百六十二篇。《素問》的內容主要是對臟腑的生理、疾病的特質、以及治病的方法等標題，透過簡要的問答加以論述。《靈樞》則主要是介紹了經絡系統及針灸的方法，所以《靈樞》也稱為《針經》。中醫許多的理論架構諸如：陰陽五行、天人相應、臟象、八診、八綱、六淫七情、經絡輸穴、五運六氣……等皆出自於《黃帝內經》，因此，歷代醫家莫不以研習《內經》為重要課題。

然而由於年代久遠，歷經戰亂，加以傳抄或刻印時的謬誤，《內經》中的許多經文常會出現散佚、錯置，脫文或里複的情形。另外，《內經》寫作的年代，其所用的文詞與後世也有差異，更常造成後來讀者的困擾，所以各時期都會有許多專家學者投入註解、校勘甚至整理編排的工作。總括來說，各種研究《內經》的著作，主要是以校訂、注疏、分類及針對某些專項加以發揮而成者居多。

《人體圖形——黃帝內經的啟示　增訂版》全書共分為十章，主要都是以《黃帝內經》中的原文為據，加以解釋、演繹及說明。其中，第一章「週期」，主要是討論關於人體每個階段生長發育的情形，以及影響壽命長短的因素。

第二章「臟腑」，則是概略介紹中醫的臟象學說，即臟腑的生理特性。

第三章「徵候」，觀察面部五官及色澤變化，掌握臟腑虛實盛衰的概括。

第四章「經絡」，介紹經脈系統及奇經八脈，說明人體經絡分布的情形和所屬的穴位，以及經絡所主的病候。

第五章「四季」，以季節的氣候變化為主，說明了人與大自然之間的互動，以及彼此密切的關聯性。

第六章「調養」，介紹五臟疾病的調養及禁忌，並以五行生剋的原理，解釋疾病的預後。

第七章「體質」，則是說明人體有先天的體質差異，這些差異共可概分為二十五種，各有所偏勝，因此也有其個性及稟賦的特質，和較為不足而容易造成的疾病。

第八章「夢境」，從中醫學的角度，解釋夢形成的原因，以及各種夢境與臟腑之間的相關性。

第九章「飲食」，重點在探討日常飲食中，五種味道與五臟的對應關係，以及五味如果太過，對人體可能造成的影響，同時也提出對熱性疾病的飲食原則。

第十章「情緒」，說明情緒的變化，會影響臟腑的生理作用及氣機的變化；反之，臟腑的盛衰也能引起情緒的波動。

然而，這本書並不是做為深入研究《黃帝內經》的著作，寫作的目的旨在將《內經》浩瀚的篇章中，抽取出有趣而能引人入勝者，並且與一般大眾息息相關的主題介紹出來，拉近經典與讀者間的距離，讓每一位有心者都能更輕易地進入這扇大門，而不至於被格拒於門檻外徘徊、躊躇。至於其中更為深奧的部分，就讓其自然地在心裡發酵吧！

目錄

第一章 週期

導論

人類壽命的極限在哪裡？

無病無痛的自然老死，是否可能？

有什麼方法能令人長壽？

早衰老的原因有哪些？

這一連串的問題，在古老中醫理論的領域裡，有其獨特的看法。

中國早在戰國、秦漢時代，最早的一部中醫典籍《黃帝內經》，就對人類生命的生長、發育、疾病、乃至衰亡，有深刻的見解；其中，在《素問·上古天真論》中，詳細地說明了人類由出生到死亡的生理過程，並觀察到有「天癸」——類如激素物質的存在，並且指出「天癸」對生長、發育、及衰老有直接關聯。

在《靈樞·天年》一篇中，更主張人類正常的壽命應該可以逾百歲，之後才逐漸衰老而逝。換言之，人類原本是可以不必因為罹患疾病、受盡苦楚，才不治而死的，並且是能達到長壽健康。過百歲才「無疾而終」！

那麼，是什麼因素導致人類的提早衰老、罹患種種疾病而縮短生命呢？《內經》對此歸納了幾個主要因素，即是：起居無常、飲食不當、勞逸無度、及精神調攝不當。這些都是導致人們健康不佳，或生病、早衰亡的原因。

現在，我們透過《黃帝內經》，來瞭解人類正常生理週期及延年之道。

1 生長發育及生殖能力

女性的生長週期

《素問・上古天真論》：「帝曰：人年老而無子者，材力盡耶？將天數然也？岐伯曰：女子七歲，腎氣盛，齒更髮長；二七而天癸至，任脈通，太衝脈盛，月事以時下，故有子；三七，腎氣平均，故真牙生而長極；四七，筋骨堅，髮長極，身體盛壯；五七，陽明脈衰，面始焦，髮始墮；六七，三陽脈衰於上，面皆焦，髮始白；七七，任脈虛，太衝脈衰少，天癸竭，地道不通，故形壞而無子也。」

從上文中，藉由黃帝問岐伯，關於人類年老不能生育的原因，提出了女子的生長發育情形：

小女生約當七歲的時候開始換牙齒，乳齒脫落長出恆齒，頭髮也開始成長。

約當十四歲時，開始在天癸的作用下，任脈暢通、衝脈也變得充盛，於是有了月經，生理漸趨成熟，俱備有懷孕生子的能力。

二十一歲的時候，腎氣平穩地增強，長出了智齒，所有的牙齒也已經發育齊

女性的生長週期	年齡	生理特徵
	七歲	腎氣盛，齒更髮長。
	十四歲	天癸至，任脈通，太衝脈盛，月事以時下，故有子。
	二十一歲	腎氣平均，故真牙生而長極。
	二十八歲	筋骨堅，髮長極，身體盛壯。
	三十五歲	陽明脈衰，面始焦，髮始墮。
	四十二歲	三陽脈衰於上，面皆焦，髮始白。
	四十九歲	任脈虛，太衝脈衰少，天癸竭，地道不通，故形壞而無子也。

全。

到了二十八歲的時候，筋骨發展到最堅固的階段，全身的毛髮也都生長齊全；這個時期，也是身體到達最強健的狀態。

等到三十五歲的時候，開始由盛轉衰，由於陽明經脈經氣衰退，面容逐漸變得憔悴、乾黃，髮也有掉落的現象。

四十二歲的時候，三陽經脈到達頭面部的經氣也開始衰退，所以臉色更為憔悴，面容更加顯得焦黃而失去光澤，頭髮也開始逐漸變白。

約當到了四十九歲的時候，由於天癸已經逐漸枯竭，所以任脈脈道也變得空虛，衝脈經氣變得衰減，於是月經漸次停止，形體衰老，終於無法再懷孕生子。

男性的生長週期	年齡	生理特徵
	八歲	腎氣實，髮長齒更。
	十六歲	腎氣盛，天癸至，精氣溢寫，陰陽和，故能有子。
	二十四歲	腎氣平均，筋骨勁強，故真牙生而長極。
	三十二歲	筋骨隆盛，肌肉滿壯。
	四十歲	腎氣衰，髮墮齒槁。
	四十八歲	陽氣衰竭於上，面焦，髮鬢斑白。
	五十六歲	肝氣衰，筋不能動，天癸竭，精少，腎藏衰，形體皆極。
	六十四歲	則齒髮去。腎者主水，受五藏六府之精而藏之，故五藏盛，乃能寫，今五藏皆衰，筋骨解墮，天癸盡矣。故髮鬢白，身體重，行步不正，而無子耳。

男性的生長週期

《素問．上古天真論》：「丈夫八歲，腎氣實，髮長齒更；二八，腎氣盛，天癸至，精氣溢寫，陰陽合，故能有子；三八，腎氣平均，筋骨勁強，故真牙生而長極；四八，筋骨隆盛，肌肉滿壯；五八，腎氣衰，髮墮齒槁；六八，陽氣衰竭於上，面焦，髮鬢斑白；七八，肝氣衰，筋不能動；八八，天癸竭，精少，腎藏衰，形體皆極，則齒髮去。腎者主水，受五藏六府之精而藏之，故五藏盛乃能寫。今五藏皆衰，筋骨解墮，天癸盡矣，故髮鬢白，身體重，行步不正，而無子耳。」

至於男子的生長發育又是怎樣的情形？

小男生約在八歲的時候開始換牙齒，乳齒脫落長出恆齒，頭髮也開始成長。

約十六歲時，由於腎氣充足，天癸發生作

用，所以開始產生了精子；生理已臻成熟，俱備有交媾生子的能力。

二十四歲的時候，由於腎氣繼續平穩地增強，筋骨變得更為堅固強勁，智齒已長出來，所有的牙齒也發育齊全。

到了三十二歲的時候，筋骨發展到最豐隆壯盛的階段，全身的肌肉也都已成長為豐滿健壯；這個時期，也是身體發育到達了極點。

等到四十歲的時候，開始由盛轉衰，腎氣逐漸衰退，於是頭髮開始脫落，牙齒也變得較為枯槁。

四十八歲的時候，由於陽氣衰退，無法充分到達頭面部，所以面容逐漸憔悴，頭髮及兩鬢也變得斑白。

五十六歲的時候，肝氣開始衰退，筋變得僵硬，不能隨意運動，動作也顯得較不靈活。

約當到了六十四歲的時候，天癸逐漸枯竭，精力稀少，腎臟衰弱，身體各個部分也因此都逐漸老化，牙齒及頭髮於是都紛紛脫落。

生命的動力

由前述可知，男女的生長發育過程中，腎氣、天癸具有關鍵作用。尤其是腎氣的盛衰，直接影響人體生命的動力，啟發天癸的作用，所以說：「腎主先天」，就是這個意思。女生則加上衝、任脈的通盛，才有月經週期及生殖能力，因為衝脈及任脈都起源於胞中（子宮），濡養生殖系統。這就是中醫婦科特別注重調理肝腎及衝、任的原由。

此外，陽明經是多氣多血的經脈，其循行上到頭面，榮養頭髮，所以陽明經脈一旦衰萎，臉色就會失去滋潤及光澤，顯得憔悴蒼老，頭髮也會因失去滋養而枯燥乾脫。手、足陽明經主胃與大腸，功能多在消化、傳導及排泄，所以，維持胃的正常功能，及大腸順暢的排泄，有助於養顏美容，延緩衰老。

肝主筋屬木，開竅在目。腎主骨屬水，開竅在耳。腎水足，則能滋生肝木。人老則各個臟腑功能逐漸衰退，無法將精華輸送到腎，腎氣衰敗，天癸用盡，乃產生衰老的現象。腎水涸竭則骨節痠痛，耳鳴、重聽，乃至充耳不聞。肝木枯槁則筋不能用，動作困難，視物昏花，乃至視而不見，最後終致髮鬢斑白、身體沉重、步履歪斜，而無能生育。

上述的現象，都是人體衰老過程中，時常看見的變化；所以，調養肝腎，使肝腎獲得充足的滋養，就成了防止衰老、增強體質的重要方法。

老化的過程

然而，人類的生命活動力，卻會隨著年齡的增長而有所改變；這些變化，主要是受到臟腑精氣的強弱，及氣血盛衰、神氣有無等各方面的影響。因此，維護臟腑功能的強盛，並且保持氣、血、精、神的充沛，就可長保生命活力，這也正是長壽的重要關鍵。藉由《內經》的敘述，我們可以瞭解人體自然老化的過程：

《靈樞．天年》：「黃帝曰：其氣之盛衰，以至其死，可得聞乎？岐伯曰：人生十歲，五臟始定，血氣已通，其氣在下，故好走；二十歲，血氣始盛肌肉方長，故好趨；三十歲，五臟大定，肌肉堅固，血脈盛滿，故好步；四十歲，五臟六腑十二經脈，皆大盛以平定，腠理始疏，榮貨頹落，髮頗斑白，平盛不搖，故好坐；五十歲，肝氣始衰，肝葉始薄，膽汁始減，目始不明；六十歲，心氣始衰，若憂悲，血氣懈惰，故好臥；七十歲，脾氣虛，皮膚枯；八十歲，肺氣衰，魄離，故言善誤；九十歲，腎氣焦，四臟經脈空虛；百歲，五臟皆虛，神氣皆去，形骸獨居而終矣。」

人類出生約莫到了十歲，五臟運作才開始健全，全身的氣血已經暢通，經氣由下向上逐漸升起，但此時經氣主要還是聚集在下肢，所以這個階段，喜歡到處走動。

老化的過程	
年齡	生理現象
十歲	五臟始定，血氣已通，其氣在下，故好走。
二十歲	血氣始盛，肌肉方長，故好趨。
三十歲	五臟大定，肌肉堅固，血脈盛滿，故好步。
四十歲	五臟六腑十二經脈，皆大盛以平定，腠理始疏，榮貨頹落，髮頗斑白，平盛不搖，故好坐。
五十歲	肝氣始衰，肝葉始薄，膽汁始減，目始不明。
六十歲	心氣始衰，若憂悲，血氣懈惰，故好臥。
七十歲	脾氣虛，皮膚枯。
八十歲	肺氣衰，魄離，故言善誤。
九十歲	腎氣焦，四臟經脈空虛。
百歲	五臟皆虛，神氣皆去，形骸獨居而終矣。

到了二十歲前後，氣血開始旺盛，肌肉也開始生長，所以喜歡跑動。

三十歲的時期，由於五臟已充分健全，肌肉變得堅固，血脈充滿，整體趨向穩重，所以喜歡緩步慢行。

到了四十歲時，五臟六腑及十二經脈，都已充分健全，整體的生長發育也已經完成，所以腠理開始疏鬆，臉色逐漸失去光澤，頭髮也開始斑白，此時人的經氣平穩充足，所以喜歡靜靜地坐著。

五十歲左右，肝氣開始衰退，膽汁逐漸減少，眼睛的視力也就開始減退了。

六十歲，心氣開始衰退，因此情緒上常常容易有悲傷或憂愁的現象，氣血也顯得不流暢，而常有不足的現象，所以就比較喜歡躺下來而懶於活動。

到了七十歲，脾氣也虛弱下來，皮膚變

得枯燥。

八十歲的時候，肺氣衰退，精神、意識衰退，所以容易有說錯話的情形。到了九十歲左右，腎氣枯竭，肝、心、脾、肺四臟及經脈也都已經空虛。等到了約莫百歲左右，五臟的臟氣都已經空虛，神氣也失去了，人就像是只留下一副軀殼而沒有靈魂地活著而已。

高齡生育

另外，有些人雖然上了年紀，卻仍保有生育的能力，其主要的原因究竟為何？《素問．上古天真論》：「帝曰：有其年已老而有子者，何也？岐伯曰：此其天壽過度，氣脈常通，而腎氣有餘也。此雖有子，男不過盡八八，女不過盡七七，而天地之精氣皆竭矣。帝曰：夫道者，年皆百歲，能有子乎？岐伯曰：夫道者，能卻老而全形，身年雖壽，能生子也。」

《內經》認為，最主要的原因是在於先天的稟賦較好，如果加上氣脈常保暢通，同時腎氣也能保持充盈的狀態，就能夠在年老時仍然具有生育的能力了。不過，就一般而言，男子過了六十四歲，女子過了四十九歲，精氣衰竭就難再有生育能力了。

可是，如果是善於養生的人，縱使年過百歲，仍然可以保有青春及生育能力。這是因為善於養生者，能保持形體的充盛，而不衰敗的緣故。

我們要進一步瞭解到，所謂的「生育能力」並非單指生殖功能而已，自然界萬物，皆起于「生」，經過「衰老」，終于「死亡」。而「生育能力」正是生命機體健康的指標，只有在臟腑功能健全、飲食合度、腎精充滿的狀況下，才能有良好的生育力。

2 合理的壽限

影響壽命的先天因素

人類壽命的長短受許多因素的影響，如先天的遺傳體質、生活作息、及居住環境等都是。

《靈樞・天年》：「黃帝問於岐伯曰：願聞人之始生，何氣築為基，何立而為楯，何失而死，何得而生？岐伯曰：以母為基，以父為楯，失神者死，得神者生也。」

這段問答概括地闡述了一種觀念，即是：人的體質強弱，決定了壽夭的大半因素。而體質的強弱，主要是在孕育初生期時，受到父母雙方面的影響，所以說：「以母為基，以父為楯。」如果先天稟賦優良，則：「五臟堅固，血脈和調，肌肉解利，皮膚致密，營衛之行，不失其常，呼吸微徐，氣以度行，六腑化穀，津液布揚，各如其常，故能長久。」也就是說，能有機能健全的臟腑，血液及脈道也都運行調和，筋骨肌肉能自然伸張、動作、呼吸和緩有序，毛孔汗腺也都能適時調節，如此就能生理健全、氣血通暢而長壽。

長壽體型

有趣的是，在《靈樞・天年》篇中，也提到了可能長壽百歲，以及提早夭亡、無法活到應有壽限的兩種人的特徵：

「黃帝曰：人之壽百歲而死，何以致之？岐伯曰：使道隧以長，基牆高以方，通調營衛，三部三里起，骨高肉滿，百歲乃得終。」

這是說，長壽百歲者的特點，要有深刻、明顯、而長的鼻唇溝（人中溝），下巴部位及面的四周，要高而且厚實方正，面部上、中、下、三部分整體應高起而不可塌陷，體格也應高大，肌肉豐滿，如此就可以長壽百歲。

至於無法長壽者的特徵，又是怎樣？

「黃帝曰：其不能終壽而死者，何如？岐伯曰：其五臟皆不堅，使道不長，空外以張，喘息暴疾；又卑基牆薄，脈少血，其肉不石，數中風寒，血氣虛，脈不通，真邪相攻，亂而相引，故中壽而盡也。」

就是說，先天臟腑發育就不完全者，以及人中淺短，鼻孔外張，呼吸急促、表淺，並且下巴瘦薄，面部四周又顯得削薄，血脈不暢通，血氣不足，肌肉不堅固，常易受風寒的侵襲，如此的人，就只能夠享有普通的壽歲而已。

3 如何長命百歲

長壽的要訣

《素問．上古天真論》：「昔在黃帝，生而神靈，弱而能言，幼而徇齊，長而敦敏，成而登天。迺問於天師曰：余聞上古之人，春秋皆度百歲，而動作不衰；今時之人，年半百而動作皆衰者，時世異耶？人將失之耶？岐伯對曰：上古之人，其知道者，法於陰陽，和於術數，食飲有節，起居有常，不妄作勞，故能形與神俱，而盡終其天年，度百歲乃去。今時之人不然也，以酒為漿，以妄為常，醉以入房，以欲竭其精，以耗散其真，不知持滿，不時御神，務快其心，逆於生樂，起居無節，故半百而衰也。」

有關壽命長短的遺傳因素，即先天稟賦，前面已有討論，至於影響壽命長短的後天因素，又有哪些？在《黃帝內經》首篇的第一段話中，就已經明白提及，這也說明了《內經》首重養生，其次才是治病：「不治已病治未病，不治已亂治未亂」的預防醫學哲學思想。

《內經》認為，古時候的人能活到上百歲數，並且在智能及行動上都還能保持敏捷，最主要的原因就在於知道養生的方法，這些方法是：

效法陰陽消長互生的變化之道，參考大自然變化的規律，隨時調整自身的作息及精神狀態，以配合天地的秩序。

學習各種有益於養生的方法，如吐納、按蹻、按摩、導引等，藉以調養神氣，祛病延年。

正確而有節度的飲食，依照季節、氣候、及體質的不同，隨時注意調整。

日常起居要有規律，養成適當固定的運動，藉以暢旺氣血，振奮陽氣，預防外邪的侵犯。

不要毫無節制的過度勞累，或透支體力。

早衰的原因

至於現在的人，之所以無法長壽百歲，且年過半百就動作遲鈍，腦力退化，最主要的原因就在於不能遵從養生的方法，以及錯誤的生活方式，這些最常見的錯誤是：

飲酒無度，濫用各種含有酒精的飲料，或是將酒當作一般的飲料使用，以做為人際應酬的觸媒，或是做為助興麻醉的工具，這些問題都會造成心智和身體極大的傷害。

藉酒醉而行房事，導致腠理洞開，精氣耗散。

過度的縱欲，毫無節制，將可導致精力耗盡、正氣虛弱、外邪容易入侵、疾病叢生等等的弊端。

不懂得時時保持精神及體力的充滿，常常為了欲求，而勞神傷形。

生活作息無規律，生物時鐘紊亂，過度的勞累心力，或過度的放逸散漫。

養生的觀念

另外，《內經》還提倡一種與道家相似的養生觀念，為一種「心靈、精神層次」的養生方法，非常值得提供給現代高度緊張、以及忙碌競爭的人們做為借鏡：

《素問・上古天真論》：「夫上古聖人之教下也，皆謂之虛邪賊風，避之有時，恬惔虛無，真氣從之，精神內守，病安從來。是以志閑而少欲，心安而不懼，形勞而不倦，真從以順，各從其欲，皆得所願。故美其食，任其服，樂其俗，高下不相慕，其民故曰僕。是以嗜欲不能勞其目，淫邪不能惑其心，愚智賢不肖，不懼於物，故合於道。所以能年皆度百歲，而動作不衰者，以其德全不危也。」

首先就是要避免四季中，乘虛而入的病邪傷害人體健康，尤其是風邪，因為「風為百病之長」，各種病邪都可與風邪相合，共同侵犯人體。但是《內經》有謂：「正氣存內，邪不可干」以及「邪之所湊，其氣必虛」的名言，所以隨時保持健康的體質，更是對抗疾病的重要環節。

其次是精神方面，要抱持清靜少欲及淡泊的態度，這樣心境就能時常保持天真自然，不受外務的干擾，也不會為七情所傷了。如此，則六淫「風、寒、暑、濕、燥、火」無法傷其形，七情「怒、喜、憂、思、悲、恐、驚」也不能傷其志，自然能長壽無病，怡然自在了。

總之，中醫養生長壽的方法，並不單是注重身體的機能健全，更重要的是要形與神合。「形」是指肉體、行為，「神」則是指精神、情緒。一個人不僅要維持身體的健康，更應注意精神及情緒的健康，過度的欲望、長期的憂慮緊張，都會使人體失去和諧，降低抗病的能力，紊亂自體的免疫及內分泌系統；所以，少欲、淡泊、純真、自然，才是養生長壽的不貳法門。

第二章

臟腑

導論

中國傳統醫學對臟腑的認識，與現代醫學解剖生理所認知的內臟觀念，有許多不同，因此我們在提到這些臟腑的生理功能、病理變化，乃至於治療方法時，並不能夠等同於現代醫學的觀念或名詞加以對待。所以我們有必要認識中醫的臟腑理論。

中醫臟腑觀念具體而有系統的記載，主要首見於《黃帝內經》，稱之為「藏象」。「藏象」是以五臟做為人體的中心，所謂的五臟是：肝、心、脾、肺、腎。他們的共同特點是：「藏精氣而不瀉」，也就是說主要的功能是儲藏精氣，以封藏蓄積為宜，不可洩漏。後來加入心包成為六臟，以對應六腑。六腑則是指：膽、小腸、胃、大腸、膀胱、三焦。他們的共同特點是：「傳化物而不藏」，也就是說主要的功能是傳導、通道的作用，而不適宜囤積停滯。

因為五臟主封藏的特性，相對於六腑主傳化的特性，屬靜態，所以在陰陽的對待關係上，五臟為陰，六腑為陽。

臟與腑之間，透過經絡系統而有聯繫，稱為表裡關係。如：肝與膽，心與小腸，脾與胃，肺與大腸，腎與膀胱，即是。生理上有協同作用，在病理上則有移傳現象，如：心有熱可下移到小腸，肺虛可引致大腸傳導無力，腎虛能影響膀胱排尿功能，等等現象皆是。

臟與臟之間，除了有經絡聯繫之外，主要還有五行之間的生剋關係。如肝木生心火，心火生脾土，脾土生肺金，肺金生腎水，腎水生肝木，如此循環生生不已。還有，肝木剋脾土，脾土剋腎水，腎水剋心火，心火剋肺金，肺金剋肝木，如此相互制衡達到協調，《內經・六微旨大論》：「亢則害，承乃制。」五臟之間彼此生養，相互制衡，不使任何一臟太過或不及，如同自然界生態平衡，在生、剋、制、化之中，達到中庸、無為而治的狀態。

至於腑與腑之間，主要有承先啟後及分工合作的關係。如：飲食經由口腔，通過食道，進入到胃，然後在胃的分解（腐熟水穀）作用之後，將食物送到小腸，小腸再進一步協同膽汁胰液等消化酵素，將食物中的營養物質消化吸收，剩餘的糟粕及水分則傳送到大腸，水分經膀胱排出稱為尿液，糟粕經大腸由肛門排出是為糞便。

以下各節，將就臟腑個別的生理特性，分別作概略的敘述。

1 肝的特性

《素問・陰陽應象大論》：「東方生風，風生木，木生酸，酸生肝，肝生筋，筋生心，肝主目。……神在天為風，在地為木，在體為筋，在臟為肝；在色為蒼，在音為角，在聲為呼，在變動為握，在竅為目，在味為酸，在志為怒。」

肝的五行屬木，五色為青，方位是東方，開竅于目，表現在形體的部分是筋，精華則充實在爪甲，在體液方面的代表是眼睛分泌物，情緒方面的呈現主要是怒，發聲為呼。當肝出現變動時，其重要表現為握，相應的五味則是酸。《素問・靈蘭秘典》：「肝者，將軍之官，謀慮出焉。」將肝比喻為將軍，認為謀慮方面的功能，也與肝有主要的關聯。

肝的生理功能及特性，主要表現在：

①**主藏血**：肝臟具有儲藏及調節人體血液的功能。

②**主疏泄**：肝臟能疏通人體氣機、調暢氣血、分泌膽汁、並具有疏通及宣洩情志的功能。

③**與眼睛及視力相關**：眼睛為肝在外部的表象，肝血上充於兩眼，使眼睛的功能得以發揮。肝臟的疾病，可以直接影響視力及眼睛的狀態，如：視力減退、模

肝臟	五行	季節	五色	五味	方位	開竅	五聲	在體	在志	變動
	木	春	青	酸	東	目	呼	筋	怒	握

糊、夜盲、畏光、眼睛乾澀、眼睛分泌物增多、目赤腫痛等。

④**與筋及指甲相關**：「筋」約莫是泛指肌腱及韌帶。筋主要是受肝血的滋養，以維持其柔軟及強韌，肝臟如果出現疾病，則筋也會有相對的徵候，如：身體失去柔軟度、運動時容易有扭挫傷筋的情形、身體及四肢容易發生痙攣及拘急的現象。此外，指甲部分也會出現變形、太軟、及容易脆裂的情形，色澤也會有所改變。這是因為指甲為筋的延續部分之故。不僅如此，肝臟的精華常可反映在指甲上，透過觀察指甲的紋理色澤，可以大約得知肝臟的健康狀態，這就是「其華在爪」的意思。

2 心的特性

《素問・陰陽應象大論》：「南方生熱，熱生火，火生苦，苦生心，心生血，血生脾，心主舌。其在天為熱，在地為火，在體為脈，在臟為心：在色為赤，在音為徵，在聲為笑，在變動為懮，在竅為舌，在味為苦，在志為喜。」

心的五行屬火，五色為赤，方位是南方，開竅于舌，表現在形體的部分是脈，精華則充實在臉面，在體液方面的代表是汗液，情緒方面的呈現主要是喜，發聲為笑。當心出現變動時，其重要表現為憂，相應的五味則是苦。《素問・靈蘭秘典》：「心者，君主之官也，神明出焉。」將心比喻為君主，認為精神、意識方面的功能，與心有最主要的關聯。

心的生理功能及特性，主要表現在：

①**主血脈**：心臟的收縮及舒張運動，具有推動、調整血液運行的功能。

②**主神志**：心臟具有主導人體的精神、意識及思維能力。此外，人體五臟雖都各有其所支配的情志，但仍須透過心臟傳應，才能具體發揮。

③**與舌及味覺相關**：舌為心在外部的表象，心氣上輸到舌，使舌能靈活運作，並且能辨別各種滋味。心臟的疾病可以直接影響舌及味覺的功能，如：味覺遲鈍、

心臟	五行	季節	五色	五味	方位	開竅	五聲	在體	在志	變動
	火	夏	赤	苦	南	舌	笑	脈	喜	懮

舌體強硬、舌炎、舌瘡、說話困難等。

④**與面色相關**：心臟如果出現疾病，則面色也會有相對的徵候，如：心火熾盛可以使面色紅赤，心血不足則面色蒼白、失去光澤，心氣充盛，心臟強健，則可見面色紅潤而有光澤。此外，心臟的精華常可反映在面色上，透過觀察臉部的顏色、光澤，可以大約得知心臟的健康狀態，這就是「其華在面」的意思。

3 脾的特性

《素問・陰陽應象大論》：「中央生濕，濕生土，土生甘，甘生脾，脾生肉，肉生肺，脾主口。其在天為濕，在地為土，在體為肉，在臟為脾；在色為黃，在音為宮，在聲為歌，在變動為噦，在竅為口，在味為甘，在志為思。」

脾的五行屬土，五色為黃，方位是中央，開竅于口，表現在形體的部分是肌肉，精華則充實在唇，在體液方面的代表是涎（清稀的唾液），情緒方面的呈現主要是思，發聲為歌。當脾出現變動時，其重要表現為噦，相應的五味則是甘。《素問・靈蘭秘典》：「脾胃者，倉廩之官，五味出焉。」將脾胃共同比喻為倉廩（穀藏為倉，米倉為廩），飲食五味的精華，均透過脾的生化，而輸送全身。而口味、味覺方面的功能，也與脾有最主要的關聯。

脾的生理功能及特性，主要表現在：

①**主運化**：脾臟具有運化飲食水穀及運化水濕的功能，因此與消化代謝方面密切相關。脾臟功能如果不彰，則可能導致消化代謝的病候，如：食欲不振、營養吸收障礙、貧血、腹脹、消瘦、水腫等。

②**升提人體的清氣**：脾臟具有提升人體的清氣、增強人體免疫力的作用，並能提

脾臟	五行	季節	五色	五味	方位	開竅	五聲	在體	在志	變動
	土	長夏	黃	甘	中	口	歌	肉	思	噦

升其他臟腑的生理功能。飲食進入人體經過消化吸收以後，營養成分即為「清」，剩餘無法利用的物質則為「濁」。

③**主統血**：脾臟具有統理血液運行的功能。血液如果失去統理，就會發生各種出血的病症，如：崩漏、牙齦出血、流鼻血、皮下瘀血、尿血等。

④**與口及食欲相關**：口為脾在外部的表象，脾氣上輸到口，使口腔能分泌口涎，促進食欲。脾臟的疾病，可以直接影響口腔及食欲，如：飲食習慣改變、味覺變淡、口味感受異常等。

⑤**與四肢及肌肉相關**：四肢及肌肉主要是受脾臟的滋養，以維持其充盛及堅實，脾臟如果出現疾病，則四肢及肌肉也會有相對的徵候，如：四肢無力、肌肉消瘦、鬆弛等現象。

⑥**與唇相關**：脾臟如果出現疾病，則嘴唇也會有相對的徵候，如：嘴唇乾燥、唇色暗淡、唇紋增多等。脾臟的精華常可反映在唇上，仔細觀察嘴唇的顏色、光澤及紋理，就可以診知脾臟大致的健康狀態，這就是「其華在唇」的意思。

4 肺的特性

《素問．陰陽應象大論》：「西方生燥，燥生金，金生辛，辛生肺，肺生皮毛，皮毛生腎，肺主鼻。其在天為燥，在地為金，在體為皮毛，在臟為肺；在色為白，在音為商，在聲為哭，在變動為咳，在竅為鼻，在味為辛，在志為懮。」

肺的五行屬金，五色為白，方位是西方，開竅于鼻，表現在形體的部分是皮膚，精華則充實在毫毛，在體液方面的代表是涕，情緒方面的呈現主要是憂悲，發聲為哭。當肺出現變動時，其重要表現為咳，相應的五味則是辛。《素問．靈蘭秘典》：「肺者，相傅之官，治節出焉。」將肺比喻為相傅（約當宰相之職），認為治理、調節呼吸及周身氣機方面的功能，與肺有最主要的關聯。

肺的生理功能及特性，主要表現在：

①主持人體諸氣及呼吸功能。
②氣機的宣發及肅降作用。
③疏通及調整人體水液的運行和排泄。
④將氣血透過呼吸，輸入全身各個臟腑經脈。
⑤與鼻及呼吸相關：鼻為肺在外部的表象，肺氣上輸到鼻，使鼻能吸納清氣下到

肺臟	五行	季節	五色	五味	方位	開竅	五聲	在體	在志	變動
	金	秋	白	辛	西	鼻	哭	皮毛	悲	咳

肺臟，輸佈周身，再呼出濁氣，排除在外。肺臟的疾病，可以直接影響鼻及呼吸，如：鼻塞、流鼻涕、呼吸不暢等。

⑥**與皮膚及毛孔相關**：肺臟如果出現疾病，則皮膚及毛孔也會有相對的徵候，如：皮膚乾燥，失去光澤、汗毛焦枯、自汗或汗不出等。此外，肺臟的健康情形還可以透過汗毛得知，這就是「其華在毛」的意思。

5 腎的特性

《素問．陰陽應象大論》：「北方生寒，寒生水，水生鹹，鹹生腎，腎生骨髓，髓生肝，腎主耳。其在天為寒，在地為水，在體為骨，在臟為腎；在色為黑，在音為羽，在聲為呻，在變動為慄，在竅為耳，在味為鹹，在志為恐。」

腎的五行屬水，五色為黑，方位是北方，開竅于耳及二陰（外生殖器及肛門），表現在形體的部分是骨，精華則充實在髮，在體液方面的代表是唾（濃稠的唾液），情緒方面的呈現主要是恐驚，發聲為呻。當腎出現變動時，其重要表現為慄，相應的五味則是鹹。《素問．靈蘭秘典》：「腎者，作強之官，伎巧出焉。」將腎稱為作強，是因為體力的強健與否，和腎的充盛有絕對的關係，並且認為生理、精神方面的機靈巧慧，與腎有主要的關聯。

堅的生理功能及特性，主要表現在：

①**主藏精**：腎臟蓄藏「精」，具有生長、發育及生殖的功能。

②**主水**：腎臟具有代謝人體水液的功能。

③**主納氣**：腎臟具有將肺所吸入的氣，收納到腎，使氣息深長的功能。

④**與骨骼及腦相關**：腎精具有生長骨骼及充養骨髓及腦髓、牙齒的作用。

腎臟	五行	季節	五色	五味	方位	開竅	五聲	在體	在志	變動
	水	冬	黑	鹹	北	耳	呻	骨	恐	慄

⑤**與耳及聽力相關**：耳為腎在外上部的表象，腎氣上注到耳，使耳具有聽覺、辨別的能力。腎臟的疾病，可以直接影響耳的功能，如：耳聾、耳鳴、重聽等。

⑥**與前後二陰及二便相關**：「前後二陰」是指生殖泌尿道及肛門，二陰為腎在外下部的表象，腎氣下注到前後二陰，使二陰具有控制及調節二便的能力，前陰並與生殖有關。腎臟的疾病，可以直接影響前後二陰的功能，如：遺尿、遺精、排尿困難、便秘、腹瀉等。

⑦**與頭髮相關**：腎臟如果出現疾病，則頭髮也會有相對的徵候，如：頭髮乾枯，失去光澤、頭髮稀疏、脫落、頭髮斑白。腎臟的精華也可以反映在頭髮，仔細觀察頭髮的顏色、光澤及質地、就可以診知腎臟大致的健康狀態，這就是「其華在髮」的意思。

6 心包的特性

《素問．靈蘭秘典》：「膻中者，臣使之官，喜樂出焉。」

膻中主要就是指胸腔及心包。將心包比喻為君主之官——心臟——的臣使，這是因為心包位居心臟的外層，在形勢上護衛著心臟，不使心臟受邪氣的侵犯，同時協助心氣宣通的緣故；心氣得到宣通和緩，則情志表現為喜樂。

7 膽的特性

膽與肝五行同屬木。十天干中，以甲乙象木；甲為陽，乙為陰，所以甲為膽，乙為肝。膽腑具有儲藏肝臟所分泌的膽汁、以及排泄膽汁的功能。《素問·靈蘭秘典》：「膽者，中正之官，決斷出焉。」所以，肝主謀慮，膽主決斷。能謀而不能斷，是膽的問題；輕斷而無謀，則是肝的問題了。若要慎謀能斷，就必須「肝膽相照」，互相健全配合。此外，如果膽汁排泄失常，則還可能導致口苦、黃疸等情形的發生。

8 小腸的特性

小腸與心五行同屬火。十天干中，以丙丁象火；丙為陽，丁為陰，所以丙為小腸，丁為心。《素問・靈蘭秘典》：「小腸者，受盛之官，化物出焉。」所以，飲食精華都是透過小腸受納後，化生氣血，輸佈全身。如果小腸失去正常功能，則會影響其分別清濁及吸收精華的能力，並可導致二便異常、腹脹、腹痛等徵候。

9 胃的特性

胃與脾五行同屬土。十天干中，以戊己象土，戊為陽，己為陰，所以戊為胃，己為脾。《素問・靈蘭秘典》：「脾胃者，食廩之官，五味出焉。」土能載育萬物，沖和四方，《尚書・洪範》：「土爰稼穡。」大地如糧倉一般，以應蒼生需索，生養各種農作。人體中的脾胃也是如此，酸、苦、甘、辛、鹹五味精華，都是透過脾胃析出，供養全身所需。

此外，脾胃同處在臟腑中間位置，脾有升提清氣的作用，胃則有下降濁氣的作用；如此，清氣上升，濁氣下降，維持人體氣機升降功能的順暢。如果脾胃無法發揮這個功能，則可導致清濁不分，變生多種疾患，如腹瀉、腹脹、噁嘔、頭昏、暈眩、肢冷等等皆是。

10 大腸的特性

大腸與肺五行同屬金。十天干中，以庚辛象金，庚為陽，辛為陰，所以庚為大腸，辛為肺。《素問．靈蘭秘典》：「大腸者，傳道之官，變化出焉。」飲食的精華，經過胃的分解及小腸的吸收之後，剩餘的糟粕透過大腸的傳導，送出體外。大腸的傳導功能，還需仰賴肺的宣發及肅降作用。如：肺氣虛，常可導致大腸推動無力；反之，大腸阻塞不通，也會造成失音、喘滿等肺系的問題。

11 膀胱的特性

膀胱與腎五行同屬水。十天干中，以壬癸象水，壬為陽，癸為陰，所以壬為膀胱，癸為腎。《素問・靈蘭秘典》：「膀胱者，州都之官，津液藏焉，氣化則能出矣。」人體代謝以後的廢物，主要是透過糞便、尿液、汗液及呼吸作用排出體外，而膀胱就是儲藏尿液並將之排出體外的器官。但是膀胱的排尿功能又受到腎氣作用的影響，如腎氣虛則導致排尿無力，甚至尿閉，或是點滴不暢等等徵候。

12 三焦的特性

《素問．靈蘭秘典》：「三焦者，決瀆之官，水道出焉。」三焦是指上焦、中焦、下焦三者的總稱，主要瀰漫分布在人體胸腔及腹腔，也是氣機、水液運行交通的道路，《靈樞．營衛生會》：「上焦如霧，中焦如漚，下焦如瀆。」就是形容三焦個別的狀態。三焦如果通暢，則水液運行及氣機流通無阻；反之，就會變生氣、血、津、液的諸種病症。

第三章
徵候

導論

臟腑居於人體內部，主持一身的生理功能，並且透過經絡的傳輸；運行氣血，溝通內外。同時也會將臟腑所稟受的飲食五味、七情變化，以及各種寒熱濕濁邪氣；所導致的種種生理及病裡現象，反映在外，而其中最明顯可以觀察到的，莫過於十二經脈及諸陽經脈氣血所匯聚的頭面部。

頭面居人體最上的位置，五官分布其中，能感知外界的聲色氣味，也能傳遞內部臟腑的實際狀況。而頭面部位的骨骼輪廓，部分來自先天遺傳，其他則受到後天營養、環境等因素的塑造，卻也能透露健康長壽的訊息！

臟腑的盛衰，關係到體質的強弱，頭面骨骼的特徵甚至可以概知人壽的根基，那麼：

什麼樣的五官特徵，最具足健康長壽的特質？

哪些特徵則是先天不足；多病易夭的現象？

頭面部位的色澤紋理變化，提示了哪些可能潛在的病理徵兆？

疾病深重時；臉部又會有哪些相應的反應？

現今整形美容風潮，已席捲國際多年，其中投注在面部五官及膚質者，更所在多有，如果從傳統醫學的角度來看，與其著手於一枝一葉的修剪整飾，不若固本培元，將根本做徹底的調理疏通，滋養祛害，如此自然能根強枝盛，葉茂花繁了。

《黃帝內經》在《靈樞・五閱五使》及《靈樞・五色》篇中，都有精要的記載，我們可以藉由簡單的觀察面部五官及色澤變化，掌握臟腑虛實盛衰的概括，俾能及時調整養生，循醫祛病，而達到抗老回春，及延年康壽的人生。

1 氣色與臟腑疾病

《靈樞・五閱五使》：「黃帝問於岐伯曰：余聞刺有五官五閱，以觀五氣。五氣者，五臟之使也，五時之副也。願聞其五使當安出？岐伯曰：五官者，五臟之閱也。黃帝曰：願聞其所出，令可為常。岐伯曰：脈出於氣口，色見於明堂，五色更出，以應五時，各如其常，經氣入臟，必當治理。」

針刺的診治方法中，有所謂的五官五閱，也就是觀察五臟之氣呈現在臉部五官的變化情形。五種氣色出自於五臟，正常時；亦應符合五時的更動。因此；善於觀察五官氣色者，就能掌握臟腑的虛實變化了。

脈象是臟腑精氣及病徵的表現結果，在《素問・經脈別論》篇記載：「氣歸於權衡，權衡以平，氣口成寸，以決死生。」，透過診按氣口（即寸口；約當手太陰肺經太淵穴。）這個部位可知臟腑的吉凶順逆。而觀察明堂；也就是鼻端處的色澤變化，同樣可以察知臟腑大致的情形。

五官	五臟	五氣	五時
眼	肝	青	春
舌	心	赤	夏
唇	脾	黃	長夏
鼻	肺	白	秋
耳	腎	黑	冬

在明堂的五色輪流變化，應該是相應於春、夏、長夏、秋、冬等五時的更替，而有當令的常色。

經氣透過經脈的循行；反映在顏面的眼、耳、鼻、舌、唇等五官，實則是臟腑在內部向外聯繫的門戶，所以應當注意觀察，並且予以及時的調理。

2 五官與壽夭的關係

《靈樞·五閱五使》：「帝曰：善。五色獨決於明堂乎？岐伯曰：五官已辨，闕庭必張，乃立明堂，明堂廣大，蕃蔽見外，方壁高基，引垂居外，五色乃治，平搏廣大，壽中百歲，見此者，刺之必已，如是之人者，血氣有餘，肌肉堅致，故可苦以針。」

那麼；除了觀察鼻端明堂部位的氣色變化之外，還需注意五官的個別功能是否正常；兩眼應能辨別明暗遠近，及形象諸色。舌能嚐識五味、溫熱寒涼，及伸屈流利。口唇能澤潤，開闔有度，約束口涎。鼻能呼吸通暢，吐納深遠，嗅別香臭焦濁。兩耳能聽辨諸聲、音響，乃至遠近，高低。

至於長壽百歲者的特徵，和長壽的要訣，可以參考前面第一章《靈樞·天年》篇以及《素問·上古天真論》中所述。在《靈樞·五閱五使》篇則另外提到了幾處特徵，與《天年》篇頗相呼應：

「闕」是指兩眉間的部位。「庭」是天庭、額的位置。從額頭一直到兩眉間應當要開闊平整，鼻端明堂則要顯得寬大，兩頰側及耳門間也要能顯露出來。面的四周必須要高而厚實、方正，下顎即「基」；高而厚實，如此庭基蕃蔽，拱守明堂，正如邊塞嚴密的護衛中央，加上五色調順，五官平正端和，亦如《靈樞・五色》篇所載：「其間欲方大，去之十步，皆見於外，如是者壽，必中百歲。」這就是能壽達百歲的相貌。像這種體質的人，如果偶有患病，也容易在施以針刺後，即很快地痊癒了。

此外也有體質危脆易夭者，這一類的人雖在平日顯得正常，脈象和氣色也都沒什麼異樣，卻容易在生病時；就突然病情危急，乃至於有命夭暴亡的凶險。這種人多是先天條件不良所致，並有一些特徵，這些內容在《靈樞・五閱五使》篇中，也有記述：「黃帝曰：五脈安出，五色安見，其常色殆者如何？岐伯曰：五官不辨，闕庭不張，小其明堂，蕃蔽不見，又埤其牆，牆下無基，垂角去外。如是者，雖平常殆，況加疾哉。」

像是眼、耳、鼻、舌、唇等五官的功能不正常，天庭到兩眉中間的位置不彰顯，而且鼻端明堂處也顯得狹小，兩頰側及耳門間窄小而不明顯，面的四周低陷、淺薄，下顎短削或不明顯，兩耳垂及耳上角外反。像這樣特徵者，由於體質單薄的關係，一旦罹患較為重大的疾病時，就容易陷入凶險了。

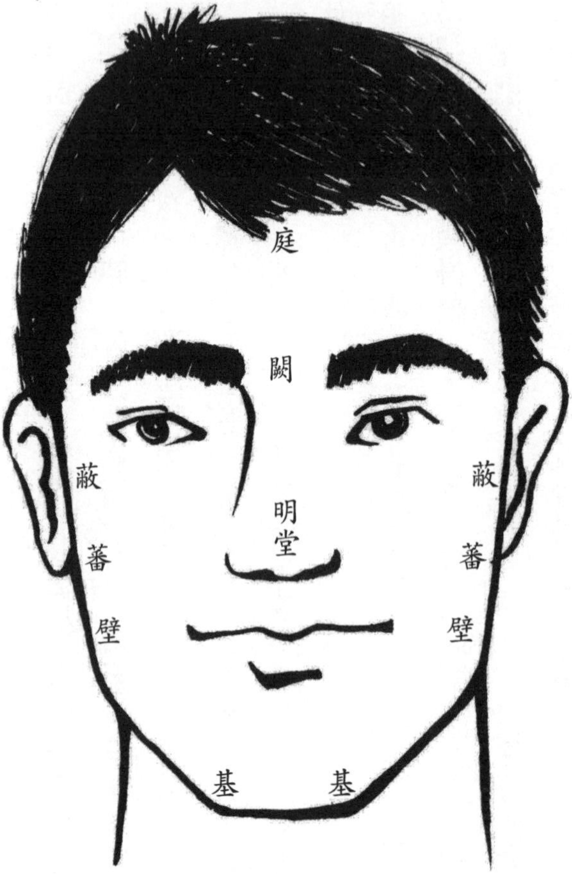

圖 1

3 五官與臟腑的對應

《靈樞．五閱五使》：「黃帝曰：願聞五官。岐伯曰：鼻者，肺之官也；目者，肝之官也；口唇者，脾之官也；舌者，心之官也；耳者，腎之官也。黃帝曰：以官何候？岐伯曰：以候五臟。故肺病者，喘息鼻張；肝病者，眥青；脾病者，唇黃；心病者，舌捲短，顴赤；腎病者，顴與顏黑。」……「黃帝曰：五色之見於明堂，以觀五臟之氣，左右高下，各有形乎？岐伯曰：臟腑之在中也，各以次舍，左右上下，各如其度也。」

五官與五臟的對應關係，以及可以診察而知的五臟病徵分別是：

鼻相應於肺，病則會有喘、鼻翼搧張的情形。

目相應於肝，病則會有眼角呈現出青色的情形。

口唇應於脾，病則會有口唇呈現出黃色的情形。

舌相應於心，病則會有舌捲曲短縮，以及兩顴呈現出紅赤的情形。

耳相應於腎，病則會有兩顴以及面額呈現出黑色的情形。

這應僅是取其主要、大概的徵候而論，如果加上病邪的屬性、病情的深淺、或正邪虛實的演變，以及四季五時的更迭等因素，應該都會有更多的徵象可以觀察。

除此之外；若以鼻端明堂五色作為基準，參考其上下左右，遠近範圍內的氣色，也可以進一步得知，各個臟腑的變化情形。

4 五色與五官臟腑的吉凶對應

如上所述；面部明堂的氣色，雖然可以作為診察五臟的依據，但是在《靈樞・五色》篇中，有以氣色為主，更深入的討論頭面部五官輪廓，與臟腑、肢節，對應吉凶順逆的情形，首先應知各部位的名稱：

《靈樞・五色》：「黃帝曰：明堂者，鼻也；闕者，眉間也；庭者，顏也；蕃者，頰側也；蔽者，耳門也。其間欲方大，去之十步，皆見於外，如是者壽，必中百歲。」

明堂是指鼻的部位。闕是兩眉間的位置。庭是天庭；指額的部位。蕃是兩頰側。蔽是耳門的地方。這些部位應該要端正而開闊，縱使距離十步之外；也能被清楚辨識。這樣就是長壽百歲的相貌了。

其他臟腑、肢節及軀幹等相應於頭面部五官及輪廓者，分別是：

《靈樞・五色》：「…黃帝曰：庭者，首面也；闕上者，咽喉也；闕中者，肺也；下極者，心也；直下者，肝也；肝左者，膽也；下者，脾也；方上者，胃也；中央者，大腸也；挾大腸者，腎也；當腎者，臍也；面王以上者，小腸也，面王以下者，膀胱子處也；顴者，肩也；顴後者，臂也；臂下者，手也；目內眥上者，膺乳也；挾繩而上者，背也；循牙車以下者，股也；中央者，膝也；膝以下者，脛也；當脛以下者，足也；巨分者，股裏也；巨屈者，膝臏也。此五臟六腑肢節之部也，各有部分。」

庭者：前額，中醫稱「庭」，主頭面部。

闕上者：「闕中」之上稱「闕上」，主咽喉部位。

闕中：兩眉中心稱「闕中」，主肺臟。

下極者：兩目之中稱「下極」，主心臟。

直下者：由「下極」直下約鼻柱的部位，主肝藏。

肝左者：肝的左邊，主膽腑。

下者：鼻柱的下方約鼻準頭的部位，中醫稱「面王」，主脾臟。

方上者：「面王」兩旁為「方上」，即為鼻翼，主胃腑。

中央者：整個臉部的中央，主大腸。

挾大腸者：在鼻唇外圍的頰部，此處可表現腎臟的病候。

當腎者：腎臟所主頰部的下方為臍部。

面王以上者：即脾之上，鼻骨之下，主小腸。

面王以下者：即指鼻端之下，至與人中相接部位，包括鼻棘、鼻孔圈徑及鼻孔下緣位置，此部位稱為「膀胱子處」。可反應膀胱及生殖系統的疾病。

顴者：指顴部，代表肩的部位。

顴後者：顴部的後方，主臂部。

臂下者：在臂部的下方，主手的部位。

目內眥上者：指目內眥的上角，主膺胸及乳部。

挾繩而上者：挾著臉頰側，在耳前方的耳前線反應背部的位置。

循牙車以下者：循著耳下方至頰車穴區域，主股骨、大腿的區域。

中央者：此處是指在股骨與脛骨反應區的中央處，為膝蓋的位置。

膝以下者：脛骨所主的區位在下頷角延著下頷骨向下巴的方向，靠下頷角這後半部位。

當脛以下者：足的位置在於下巴尖端的兩旁，約當地倉穴直下五分處。

巨分者：在法令紋區，中醫稱此部位為「巨分」，主股骨及大腿內側的區域。

巨屈者：下頷骨角的外緣為「巨屈」，主膝臏的部位。

至於病色的種類和代表的意義，也應仔細分辨。

《靈樞．五色》：「雷公曰：官五色奈何？黃帝曰：青黑為痛，黃赤為熱，白為寒，是謂五官。」

《靈樞．五色》：「黃帝曰：……沉濁為內，浮澤為外。黃赤為風，青黑為痛，白為寒，黃而膏潤為膿，赤甚者為血痛，甚為攣，寒甚為皮不仁。五色各見其部，察其浮沉，以知淺深；察其澤夭，以觀成敗；察其散摶，以知遠近；視色上下，以知病處；積神於心，以知往今。」

雷公與俞跗、岐伯都是黃帝時期的名醫，雷公尤精於針灸之道，《靈樞・五色》篇就是假託雷公與黃帝的問答，講解病色所代表的意義：

當面色呈現深沉而晦暗不清者，多是在內、在裡的病證。氣色外浮而有光澤者，是在外、在比較表淺的病證。黃赤色者，屬於風證、熱證。青或黑色者，是為痛證。白色屬於寒。黃色並且帶有油潤感的；是有膿瘍。深紅或暗紅者，代表有血瘀疼痛，甚至於是有拘攣的病症，或者因寒而有皮膚失去感覺的病症。

只要掌握這樣的原則，再配合五官部位、所主臟腑，還有色澤的轉移、延伸，或上下、深淺的變化，就能了解病程及病況了。

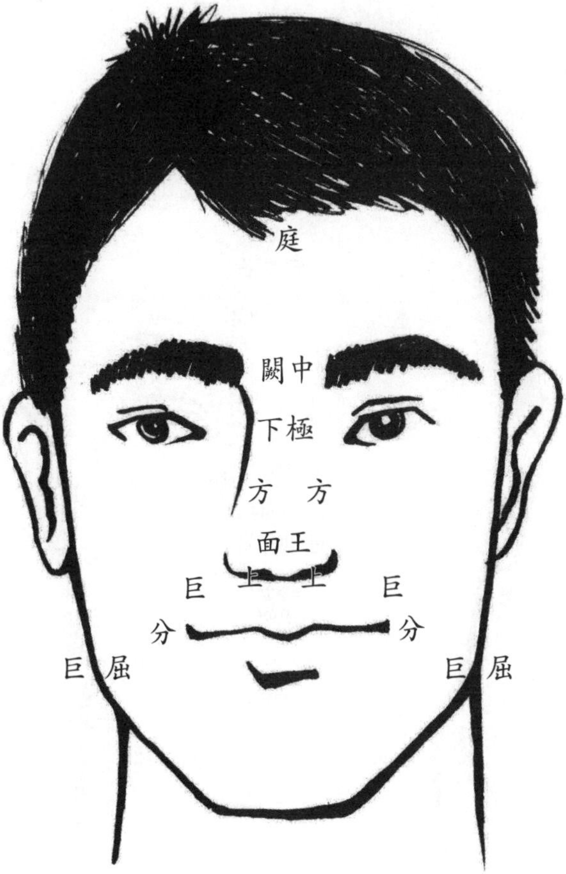

圖2

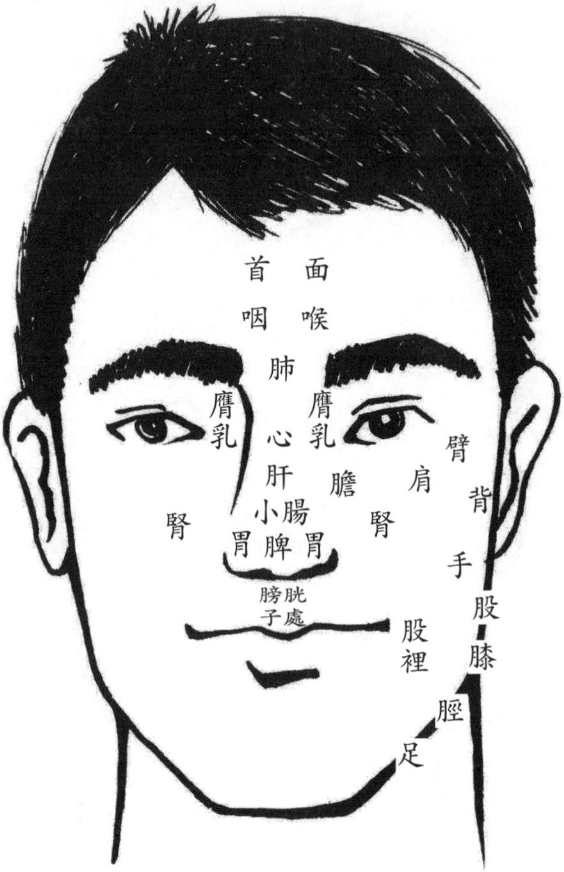

圖3

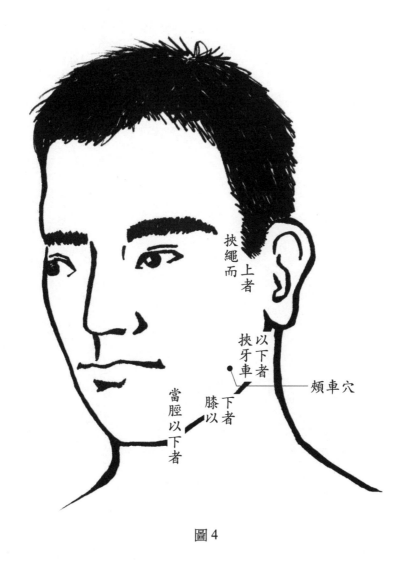

圖4

第四章 經絡

導論

經絡系統是中醫特有的理論，補強了臟腑理論的完整性，也說明了臟腑之間，彼此生剋制化、溝通協調的通道，及疾病由表入裡，循經或隔經傳變的現象。此外，經絡也是氣血運行所必要的通道。

「經絡」一詞，實際上包含了經脈與絡脈兩部分。經脈是指在人體縱行而較大的主幹，絡脈則是指由經脈分出，橫向流行的分支。而現在，一般大眾經絡合稱，則已廣泛的概括了經脈、絡脈、經別、經筋、皮部、浮絡、別絡、孫絡及奇經八脈等，人體全身所有的循行路徑。

人體經絡系統主要可以大分為「經脈」以及「絡脈」兩部分。經脈又可分為「正經」及「奇經」兩大類；其中正經有十二條，稱為「十二經脈」，奇經有八條，統稱為「奇經八脈」。絡脈則有浮絡、別絡、孫絡之分。

十二經脈是相應於六臟六腑，合為十二的意思。十二經脈名稱則分別是：手太陰肺經、手陽明大腸經、足陽明胃經、足太陰脾經、手少陰心經、手太陽小腸經、足太陽膀胱經、足少陰腎經、手厥陰心包經、手少陽三焦經、足少陽膽經、足厥陰肝經。

十二經脈各有其循行、分布的路徑，並有所屬的輸穴，除了一般的經穴之外，還有具備特定意義的穴位，其中，分布在四肢肘、膝關節部位以下的，有「五輸穴」，即：井、滎、輸、經、合五穴，分別是指經氣湧出、細流、匯集、壯盛、以及深入的階段。「原穴」則是指臟腑原氣的所在處。「絡穴」則是聯絡表裡經的穴位。「背俞穴」是指臟腑經氣聚集在背部的地方。「募穴」則是指臟腑經氣聚集在胸腹部的地方。「郄穴」則是經氣深留的部位。在臨床上，這些特定的穴位，都有其特殊的治效運用及反映意義。

另外，像是十二經脈在胸腹及頭部形成的分支，主要做為表裡經的溝通，及對臟腑的聯繫，稱為「經別」。十二經脈在四肢及軀體前、後、側面所形成的分支，具有聯絡表裡經脈及傳遞氣血的作用，是為「絡脈」。「經別」深入臟腑，故主內，並無所屬的輸穴。「絡脈」則行於表，故主外，而且有個別的絡穴。此外，十二經脈分布在筋肉部分的則稱為「經筋」。十二經脈分布於體表皮膚部分的則稱為「皮部」。

奇經八脈則是指在人體中，十二經脈以外的八條經脈，其重要性與十二經相當。八脈各有所司，並能調節十二經脈的經氣。自古，醫家即常將十二經脈比喻作河川水道，具有流通灌溉的功用，而奇經八脈則為湖泊，兼具蓄積調節的功能。

奇經八脈的記述，最早見於《黃帝內經》各篇章中，到《難經》成書時，則已有比較完整的名稱及說明。此後，歷代醫家均各有論說，到了明朝，李時珍著《奇經八脈考》，考證前人的著述，更清楚地釐清有關奇經八脈的主病、經穴、交經、循行等的內容，並且加強了陽維脈與陰維脈的描述。至此，奇經八脈的系統乃更為完備。

奇經八脈分別是：督脈、任脈、衝脈、帶脈、陽維脈、陰維脈、陽蹻脈、陰蹻脈。奇經八脈也有各自的循行路線，但是，並無類似十二經脈絡屬臟腑的關係，而且只有督脈及任脈有其本身所屬的輸穴，其他六條奇經則無，所以有時候也會將十二經脈與督、任二脈併稱為「十四經」。

以下僅就十二經脈、奇經八脈的循行，及經絡所產生的病候，參照《黃帝內經》、《難經》及《奇經八脈考》的記載，分別說明。

1 十二經脈

手太陰肺經

《靈樞．經脈》：「肺手太陰之脈，起於中焦，下絡大腸，還循胃口，上膈屬肺，從肺系橫出腋下，下循臑內，行少陰心主之前，下肘中，循臂內上骨下廉，入寸口，上魚，循魚際，出大指之端；其支者，從腕後直出次指內廉，出其端。」

手太陰肺經的經脈起於中焦，向下行連絡大腸，再返回向上，沿著胃的上口，約當賁門的位置。上行通過橫膈膜，到達肺臟屬肺，再沿著肺系橫出體表，從腋下走出來，向下沿著上臂的內側，走在手少陰心經的前側，下行肘窩，順著下臂內側橈骨側緣，進入到寸口，上到手掌魚際處，沿著魚際出大拇指。

手太陰肺經的支脈從手腕後分出，直走次指的內側緣，出次指的末端，與手陽明大腸經相交接。

手太陰肺經經氣流注於寅時（清晨三～五點），共十一穴：

中府、雲門、天府、俠白、尺澤、孔最、列缺、經渠、太淵、魚際、少商。

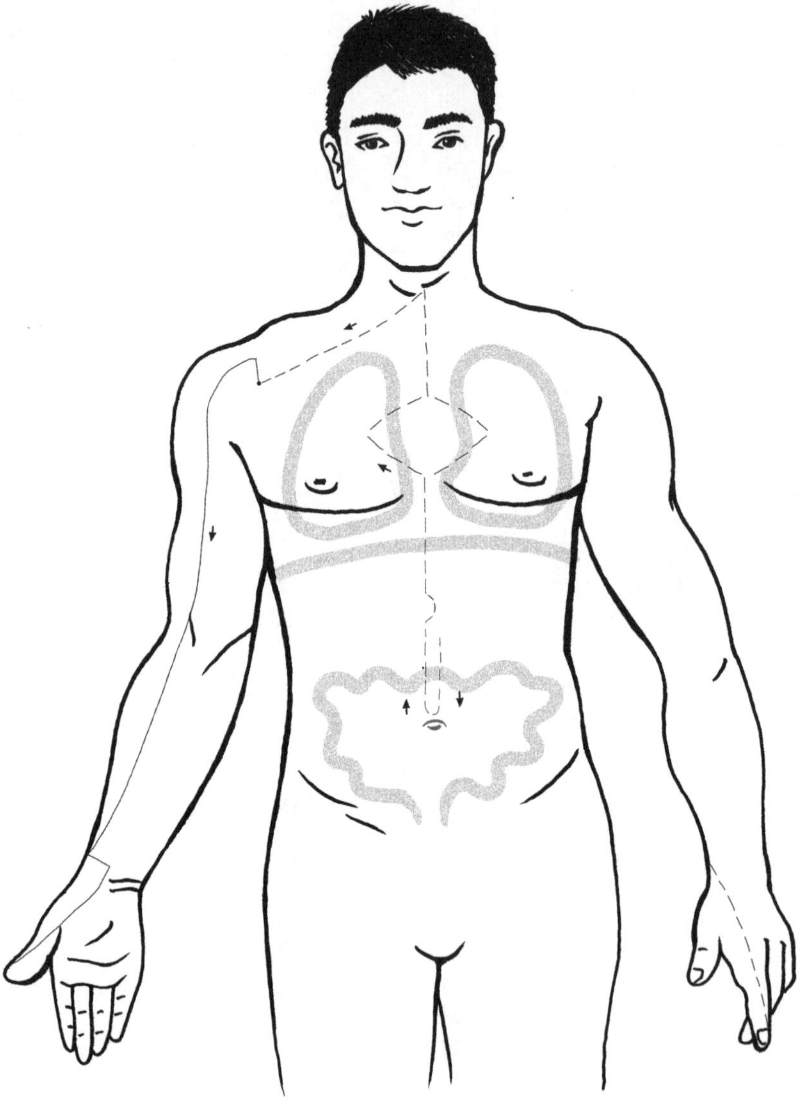

圖 5　手太陰肺經循行示意圖

其五輸穴「井穴、滎穴、輸穴、經穴、合穴」、原穴、絡穴、背俞穴、募穴、郄穴則如本頁下表。

手陽明大腸經

《靈樞・經脈》：「大腸手陽明之脈，起於大指次指之端，循指上廉，出合谷兩骨之間，上入兩筋之中，循臂上廉，入肘外廉，上循臑外前廉，上肩，出髃骨之前廉，上出於柱骨之會上，下入缺盆絡肺，下膈屬大腸；其支者，從缺盆上頸貫頰，入下齒縫中，還出挾口，交人中，左之右，右之左，上挾鼻孔。」

手陽明大腸經的經脈起始於食指末端，沿著食指橈側面上行，從合谷的地方通過拇指及食指兩指之間，上到拇指後端兩筋（拇長伸肌腱及拇短伸肌腱）的中間，再沿著前臂上行，進到肘窩的外側，再沿著上臂的外側前緣，直上肩部，出走到肩峰的前方，一直到脊柱之上，從這裡向下進入缺盆裡面，連絡肺臟，再向下通過橫膈膜，到達大腸屬於大腸。

手陽明大腸經的支脈從缺盆處分出，上行頸部，穿過面頰，進入

井穴	滎穴	輸穴	經穴	合穴	原穴	絡穴	背俞穴	募穴	郄穴
少商	魚際	太淵	經渠	尺澤	太淵	列缺	肺俞	中府	孔最

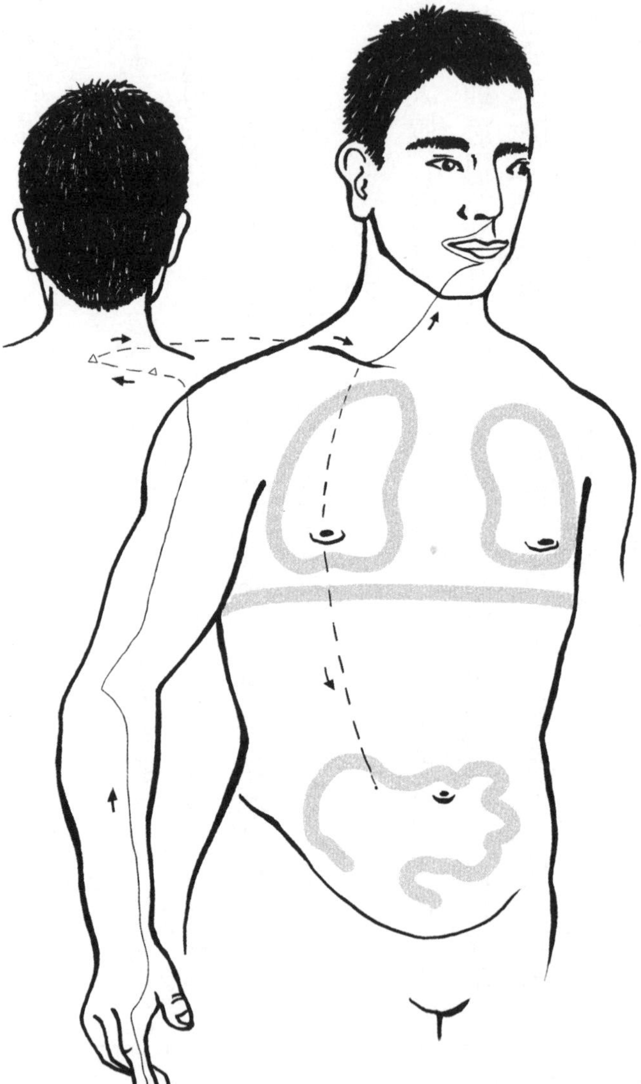

圖 6　手陽明大腸經循行示意圖

下排牙齦，再從裡面返出，繞行上口唇，交過人中部，左脈向右，右脈向左，最後上行到鼻孔的兩側，與足陽明胃經相交接迎香。

手陽明大腸經經氣流注於卯時（清晨五～七點），共二十穴：商陽、二間、三間、合谷、陽溪、偏厲、溫溜、下廉、上廉、手三里、曲池、肘髎、手五里、臂臑、肩髃、巨骨、天鼎、扶突、口禾髎、迎香。

其五輸穴「井穴、滎穴、輸穴、經穴、合穴」、原穴、絡穴、背俞穴、募穴、郄穴則如本頁下表。

足陽明胃經

《靈樞．經脈》：「胃足陽明之脈，起於鼻之交頞中，旁納太陽之脈，下循鼻外，入上齒中，還出挾口環唇，下交承漿，卻循頤後下廉，出大迎，循頰車，上耳前，過客主人，循髮際，至額顱；其支者，從大迎前下人迎，循喉嚨，入缺盆，下膈屬胃絡脾；其直者，從缺盆下乳內廉，下挾臍，入氣街中；其支者，起於胃口，下循腹里，下至氣街中而合，以下髀關，抵伏兔，下膝髕中，下循脛外廉，下足跗，入中趾內

井穴	滎穴	輸穴	經穴	合穴	原穴	絡穴	背俞穴	募穴	郄穴
商陽	二間	三間	陽溪	曲池	合谷	偏厲	大腸俞	天樞	溫溜

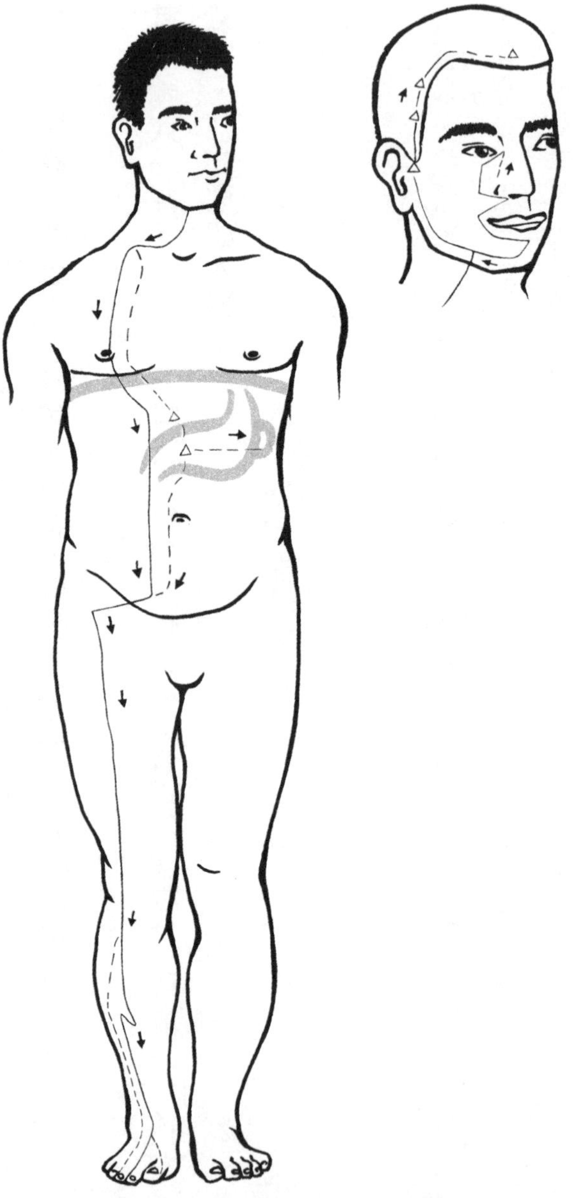

圖 7　足陽明胃經循行示意圖

間；其支者，下廉三寸而別，下入中趾外間；其支者，別上跗，入大趾間，出其端。」

足陽明胃經的經脈起始於鼻翼旁；手陽明大腸經的終止穴迎香，再挾鼻上行到鼻根的部位，左右兩側相交於此，進入目內眥與足太陽膀胱經相交會，接著向下沿著鼻的外側，進入上排牙齒，再返回出來挾著口的兩旁，環繞嘴唇，到了頦唇溝承漿穴的地方相交會，退回來沿著下頷骨後面的下緣，到達大迎穴的地方出來，沿著下頷角上走到耳的前面，再經過上關穴，順著髮際到達前額部。

足陽明胃經的支脈共有五個：

①分支：從大迎穴的前方處分出，下行到人迎穴，再沿著喉嚨向下進入缺盆，進到體內，通過橫膈膜，屬於胃，並且連絡脾。

②直行：從缺盆的地方出走體表，沿著乳中線向下行，到達臍的兩旁，進到腹股溝氣街處。

③分支：從胃的下口幽門處分出，沿著腹腔的內面，下行到氣街，與直行的支脈相合，出體表後，經過髀關穴，下行到大腿的前側，抵達伏兔穴，到膝髕，再向下沿著脛骨前緣直到足背，進入足中趾內側趾縫的陷谷穴及內庭穴，最後出於次趾末端的厲兌穴。

④分支：從膝下三寸足三里穴的地方分出，向下行到足中趾的外側端。

⑤分支：從足背的衝陽穴分出，進入足大趾趾縫間，直到足大趾末端，與足太陰

脾經相交接。

足陽明胃經經氣流注於辰時（清晨七～九點），共四十五穴：承泣、四白、巨髎、地倉、大迎、頰車、下關、頭維、人迎、水突、氣舍、缺盆、氣戶、庫房、屋翳、膺窗、乳中、乳根、不容、承滿、梁門、關門、太乙、滑肉門、天樞、外陵、大巨、水道、歸來、氣沖、髀關、伏兔、陰市、梁丘、犢鼻、足三里、上巨虛、條口、下巨虛、豐隆、解溪、衝陽、陷谷、內庭、厲兌。

其五輸穴「井穴、滎穴、輸穴、經穴、合穴」、原穴、絡穴、背俞穴、募穴、郄穴則如本頁下表。

足太陰脾經

《靈樞・經脈》：「脾足太陰之脈，起於大趾之端，循趾內側白肉際，過核骨後，上內踝前廉，上踹內，循脛骨後，交出厥陰之前，上膝股內前廉，入腹屬脾絡胃，上膈，挾咽，連舌本，散舌下；其支者，復從胃，別上膈，注心中。」

足太陰脾經的經脈起始於足大趾內側端，沿著足大趾內側赤白肉

井穴	滎穴	輸穴	經穴	合穴	原穴	絡穴	背俞穴	募穴	郄穴
厲兌	內庭	陷谷	解溪	足三里	衝陽	豐隆	胃兪	中脘	梁丘

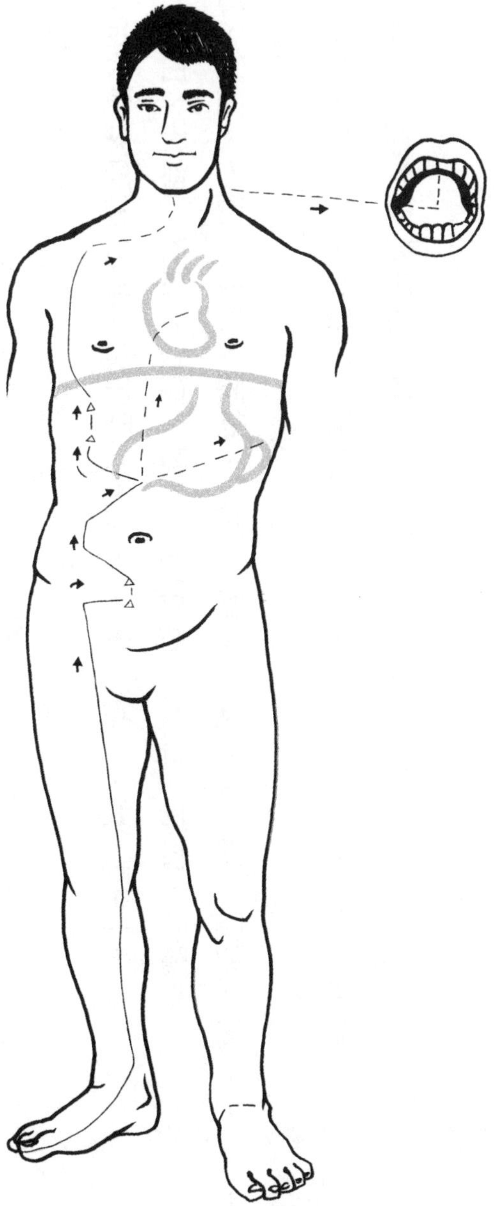

圖 8　足太陰脾經循行示意圖

際，經過第一蹠骨小頭後面，再向上通過內踝的前緣，上行到小腿內側，沿著脛骨後緣，在內踝上八寸的地方，交出足厥陰肝經的前面，再向上沿著膝股內側前緣，進入到腹部，到達脾屬於脾，連絡胃，之後再上行通過橫膈膜，挾食道的兩旁，連接舌根，散佈到舌下。

足太陰脾經的支脈從胃分出，上行通過橫膈，流注到心中，與手少陰心經相交接。

足太陰脾經經氣流注於巳時（上午九～十一點），共二十一穴：隱白、大都、太白、公孫、商丘、三陰交、漏谷、地機、陰陵泉、血海、箕門、衝門、府舍、腹結、大橫、腹哀、食竇、天溪、胸鄉、周榮、大包。

其五輸穴「井穴、滎穴、輸穴、經穴、合穴」、原穴、絡穴、背俞穴、募穴、郄穴則如本頁下表。

手少陰心經

《靈樞・經脈》：「心手少陰之脈，起於心中，出屬心系，下膈絡小腸；其支者，從心系上挾咽，系目系；其直者，復從心系卻上肺，下

井穴	滎穴	輸穴	經穴	合穴	原穴	絡穴	背俞穴	募穴	郄穴
隱白	大都	太白	商丘	陰陵泉	太白	公孫	脾俞	章門	地機

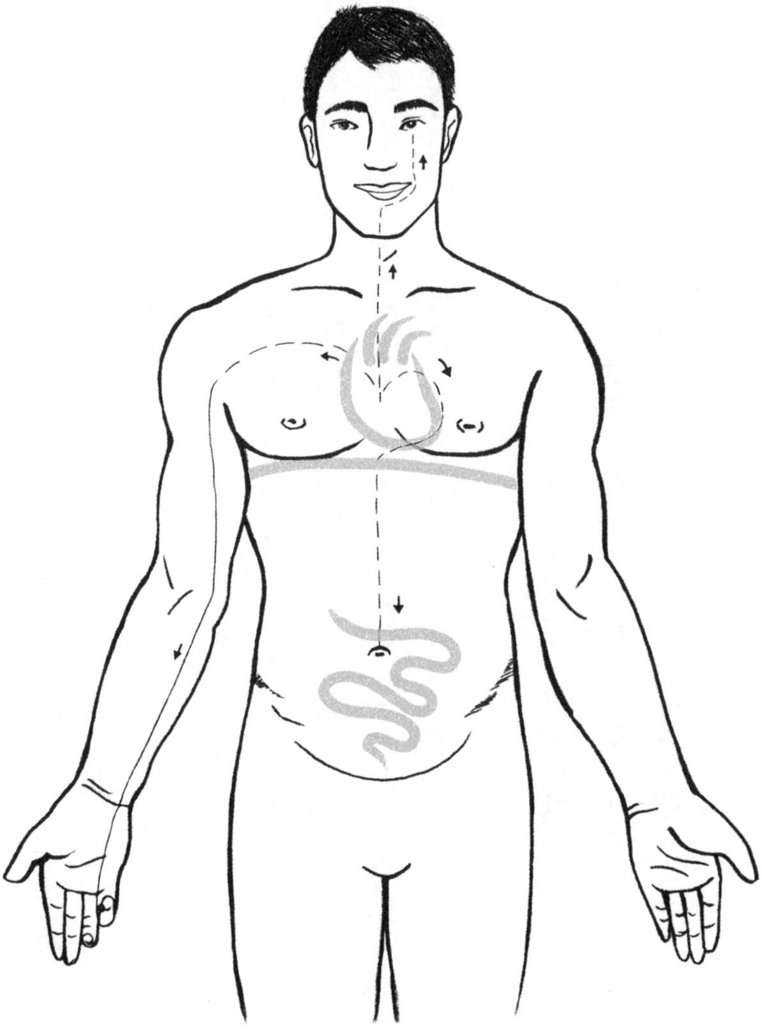

圖 9　手少陰心經循行示意圖

出腋下，下循臑內後廉，行太陰、心主之後，下肘內，循臂內後廉，抵掌後銳骨之端，入掌內後廉，循小指之內出其端。」

手少陰心經的經脈起始於心中，出來屬於心系，向下行通過橫膈膜，連絡小腸。

手少陰心經的支脈共有二個：

①分支：從心系上行，挾咽喉部，再向上連繫目系。

②直行：從心系上行到肺，再向下到腋下的極泉穴，順著上臂內側的後緣直下，走在手太陰肺經及手厥陰心包經的後面，下行到肘內，沿著前臂內側的後緣，到達手掌掌後豌豆骨，進入手掌內的少府穴；最後，沿著小指的內側面出小指的末端，與手太陽小腸經相交接。

手少陰心經經氣流注於午時（上午十一～下午一點），共九穴：極泉、青靈、少海、靈道、通里、陰郄、神門、少府、少衝。

其五輸穴「井穴、滎穴、輸穴、經穴、合穴」、原穴、絡穴、背俞穴、募穴、郄穴則如下表：

井穴	滎穴	輸穴	經穴	合穴	原穴	絡穴	背俞穴	募穴	郄穴
少衝	少府	神門	靈道	少海	神門	通里	心俞	巨闕	陰郄

手太陽小腸經

《靈樞．經脈》：「小腸手太陽之脈，起於小指之端，循手外側上腕，出踝中，直上循臂骨下廉，出肘內兩筋之間，上循臑外後廉，出肩解，繞肩胛，交肩上，入缺盆絡心，循咽下膈，抵胃屬小腸；其支者，從缺盆循頸上頰，至目銳眥，卻入耳中；其支者，別頰上䪼抵鼻，至目內眥，斜絡於顴。」

手太陽小腸經的經脈起始於小指外側的末端，沿著手掌的外側，上行到腕部，出來到尺骨小頭的養老穴，再向上直行，沿著前臂尺骨下緣，到達肘的內側面，經過兩筋之間，上行到上臂的外側後緣，再到肩關節的後面，繞行肩胛部，交會到肩上，進入缺盆，連絡心，沿著食道，通過橫膈膜，到達胃，最後；到達小腸屬於小腸。

手太陽小腸經的支脈共有二個：

①分支：從缺盆的地方分出，向上沿著頸部到面頰，再到目外眥返回向後，進入到耳中。

②分支：從面頰部分出，向上到顴骨及眼眶的下方，走到鼻旁，最後到達目內眥，與足太陽膀胱經相交接。

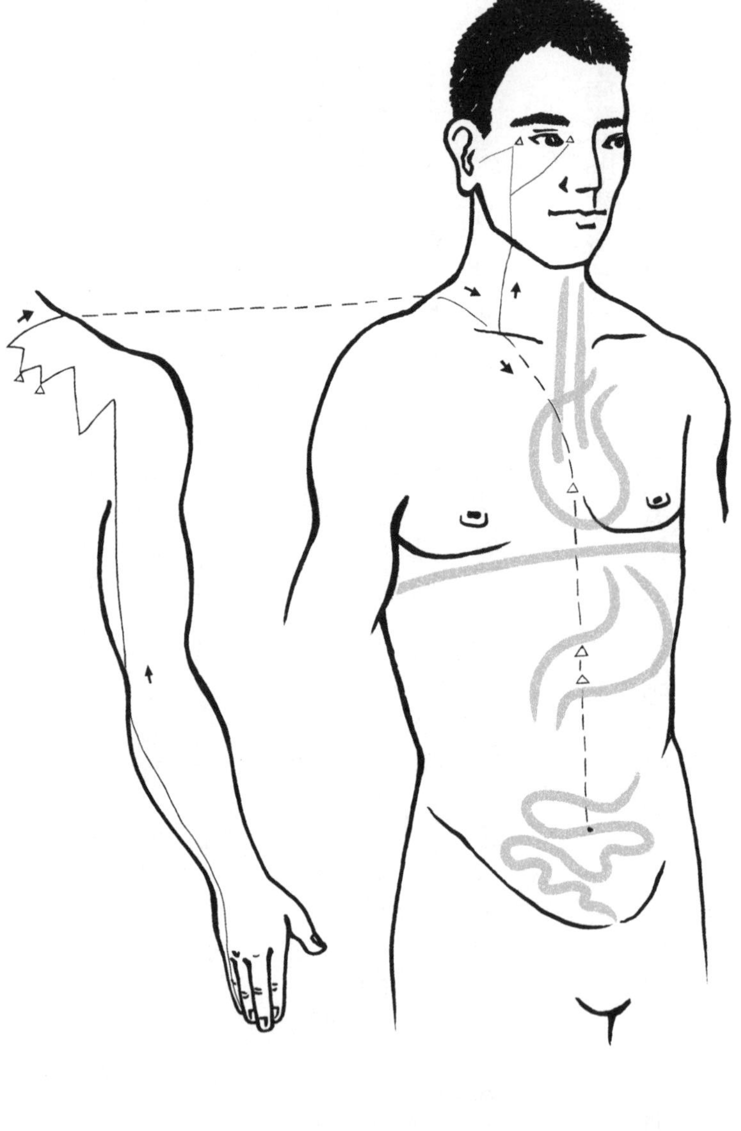

圖 10　手太陽小腸經循行示意圖

手太陽小腸經經氣流注於未時（下午一～三點），共十九穴：少澤、前谷、後溪、腕骨、陽谷、養老、支正、小海、肩貞、臑俞、天宗、秉風、曲垣、肩外俞、肩中俞、天窗、天容、顴髎、聽宮。

其五輸穴「井穴、滎穴、輸穴、經穴、合穴」、原穴、絡穴、背俞穴、募穴、郄穴則如本頁下表。

井穴	滎穴	輸穴	經穴	合穴	原穴	絡穴	背俞穴	募穴	郄穴
少澤	前谷	後溪	陽谷	小海	腕骨	支正	小腸俞	關元	養老

足太陽膀胱經

《靈樞．經脈》：「膀胱足太陽之脈，起於目內眥，上額交巔；其支者，從巔至耳上角；其直者，從巔入絡腦，還出別下項，循肩髆內，挾脊抵腰中，入循膂，絡腎屬膀胱；其支者，從腰中下挾脊貫臀，入膕中；其支者，從髆內左右，別下貫胛，挾脊內，過髀樞，循髀外從後廉下合膕中，以下貫踹內，出外踝之後，循京骨，至小趾外側。」

足太陽膀胱經的經脈起始於目內眥，上行到額頭，最後交會在頭頂。

足太陽膀胱經的支脈共有四個：

①分支：從頭頂分出，走到耳的上角。

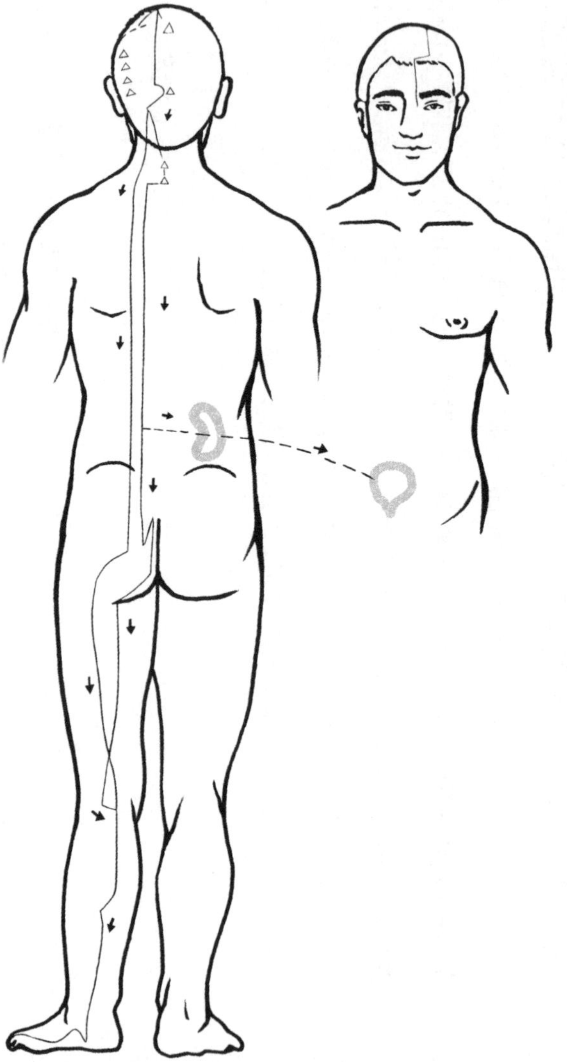

圖 11　足太陽膀胱經循行示意圖

②直行：從頭頂分出，入腦內連絡腦，再返回從後頸部出來；在後頸部這裡，沿肩胛的內側，挾脊柱旁直下，到達腰部，由此進入脊柱兩側的肌肉，進入體內，連絡腎，到達膀胱屬於膀胱。

③分支：從腰部分出，沿脊柱旁通過臀部，再從大腿的後側下行，到達膕窩中。

④分支：從肩胛內側直下，通過肩胛，直下到髖部的環跳穴，再沿著大腿的外側下行，經過委陽穴，進入膕窩中，與前分支相會合，再向下走，通過小腿腓腸肌，出到外踝的後方，沿著足背的外側，第五蹠骨粗隆，最後到足小趾的外側端，與足少陰腎經相交接。

足太陽膀胱經經氣流注於申時（下午三～五點），共六十七穴：

睛明、攢竹、眉衝、曲差、五處、承光、通天、絡卻、玉枕、天柱、大杼、風門、肺俞、厥陰俞、心俞、督俞、膈俞、肝俞、膽俞、脾俞、胃俞、三焦俞、腎俞、氣海俞、大腸俞、關元俞、小腸俞、膀胱俞、中膂俞、白環俞、上髎、次髎、中髎、下髎、會陽、承扶、殷門、浮郄、委陽、委中、附分、魄戶、膏肓俞、神堂、譩譆、膈關、魂門、陽綱、意舍、胃倉、肓門、志室、胞肓、秩邊、合陽、承筋、承山、飛揚、跗陽、崑崙、僕參、申脈、金門、京骨、束骨、足通谷、至陰。

其五輸穴「井穴、滎穴、輸穴、經穴、合穴」、原穴、絡穴、背俞穴、募穴、郄穴則如下頁上表。

井穴	滎穴	輸穴	經穴	合穴	原穴	絡穴	背俞穴	募穴	郄穴
至陰	通谷	束骨	崑崙	委中	京骨	飛揚	膀胱俞	中極	金門

足少陰腎經

《靈樞・經脈》：「腎足少陰之脈，起於小趾之下，斜走足心，出於然谷之下，循內踝之後，別入跟中，以上踹內，出膕內廉，上股內後廉，貫脊屬腎，絡膀胱。其直者，從腎上貫肝膈，入肺中，循喉嚨，挾舌本。其支者，從肺出絡心，注胸中。」

足少陰腎經的經脈起始於足小趾的下方，再斜向足心，然後從舟骨粗隆的下面走出，沿著內踝的後面，進入足跟部，向上行在小腿內側後緣，直上到膕窩的內側面，再向上到大腿內側的後緣，通過脊柱，最後，到達腎屬於腎，並連絡膀胱。

足少陰腎經的支脈共有二個：

①直行：從腎分出，向上連貫肝，通過橫膈膜，進入肺中，再沿著喉嚨，挾舌根旁。

②分支：從肺分出，連絡心，再流注到胸中，與手厥陰心包經相交接。

足少陰腎經經氣流注於酉時（下午五～七點），共二十七穴：

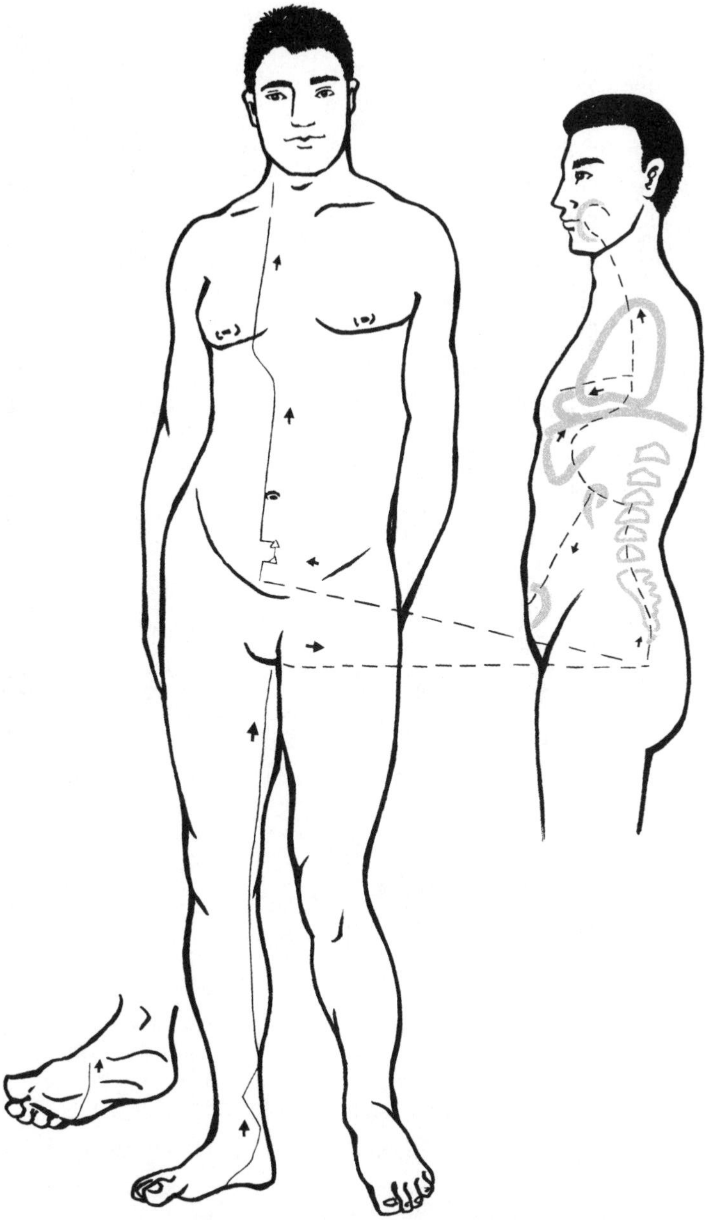

圖 12　足少陰腎經循行示意圖

湧泉、然谷、太溪、大鍾、水泉、照海、復溜、交信、築賓、陰谷、橫骨、大赫、氣穴、四滿、中注、肓俞、商曲、石關、陰都、腹通谷、幽門、步廊、神封、靈墟、神藏、彧中、俞府。

其五輸穴「井穴、滎穴、輸穴、經穴、合穴」、原穴、絡穴、背俞穴、募穴、郄穴則如本頁下表。

手厥陰心包經

《靈樞・經脈》：「心主手厥陰心包絡之脈，起於胸中，出屬心包絡，下膈，歷絡三焦；其支者，循胸出脅，下腋三寸，上抵腋下，循臑內，行太陰、少陰之間，入肘中，下臂行兩筋之間，入掌中，循中指出其端；其支者，別掌中，循小指、次指出其端。」

手厥陰心包經的經脈起始於胸中，走出到心包絡屬於心包絡，下行通過橫膈模，經歷上、中、下三焦而連絡三焦。

手厥陰心包經的支脈共有二個：

①分支：由胸中分出，沿著胸內出走到脅部，在腋下三寸的地方向上行，抵達腋下，沿著上臂內側，走在手太陰肺經以及手少陰心

井穴	滎穴	輸穴	經穴	合穴	原穴	絡穴	背俞穴	募穴	郄穴
湧泉	然谷	太溪	復溜	陰谷	太溪	大鍾	腎兪	京門	水泉

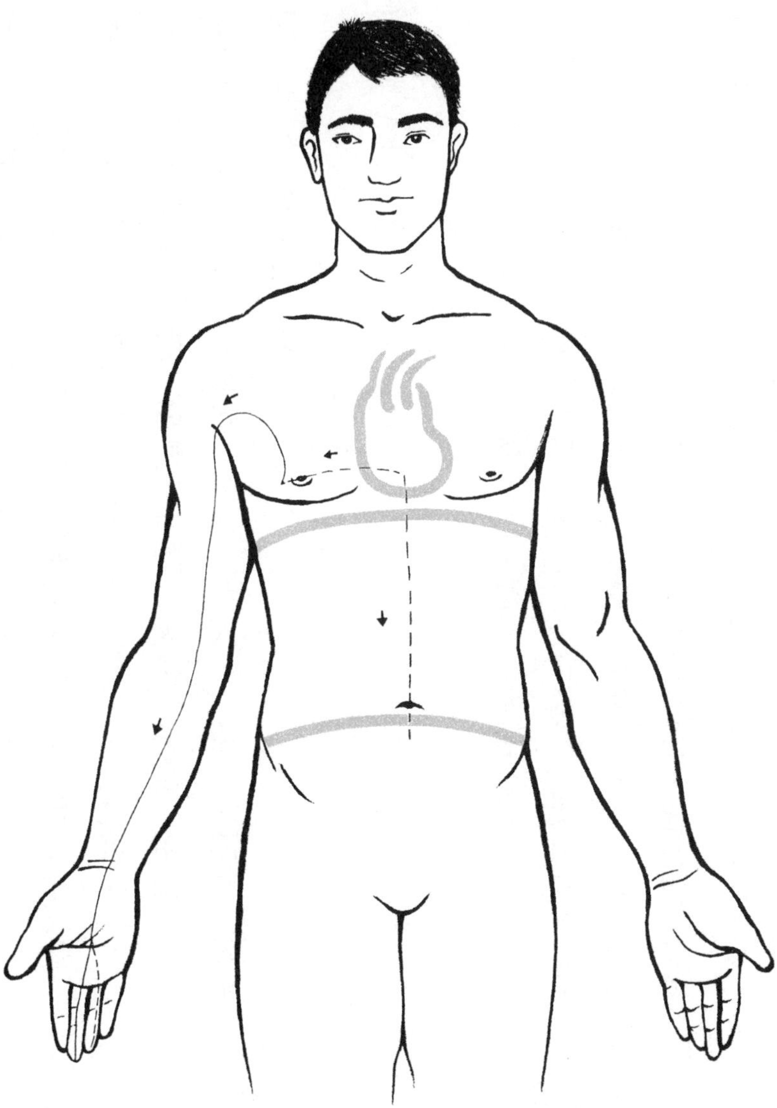

圖 13　手厥陰心包經循行示意圖

經的中間，進入肘窩內，再向下行，走在前臂兩筋之間（橈側腕屈肌腱與掌長肌腱），進入手掌中，沿著中指橈側出末端。

②分支：從掌中分出，沿著無名指出末端，與手少陽三焦經相交接。

手厥陰心包經經氣流注於戌時（晚上七～九點），共九穴：天池、天泉、曲澤、郄門、間使、內關、大陵、勞宮、中衝。其五輸穴「井穴、滎穴、輸穴、經穴、合穴」、原穴、絡穴、背俞穴、募穴、郄穴則如本頁下表。

手少陽三焦經

《靈樞．經脈》：「三焦手少陽之脈，起於小指次指之端，上出兩指之間，循手表腕，出臂外兩骨之間，上貫肘，循臑外，上肩而交出足少陽之后，入缺盆，布膻中，散絡心包，下膈，循屬三焦。其支者，從膻中上出缺盆，上項，系耳後，直上出耳上角，從屈下頰至䪼。其支者，從耳后入耳中，出走耳前，過客主人前，交頰，至目銳眥。」

手少陽三焦經的經脈起始於無名指末端，上行在小指與無名指之間，再沿著手背上行到前臂尺骨與橈骨之間，經過肘尖，沿上臂的外

井穴	滎穴	輸穴	經穴	合穴	原穴	絡穴	背俞穴	募穴	郄穴
中衝	勞宮	大陵	間使	曲澤	大陵	內關	厥陰俞	膻中	郄門

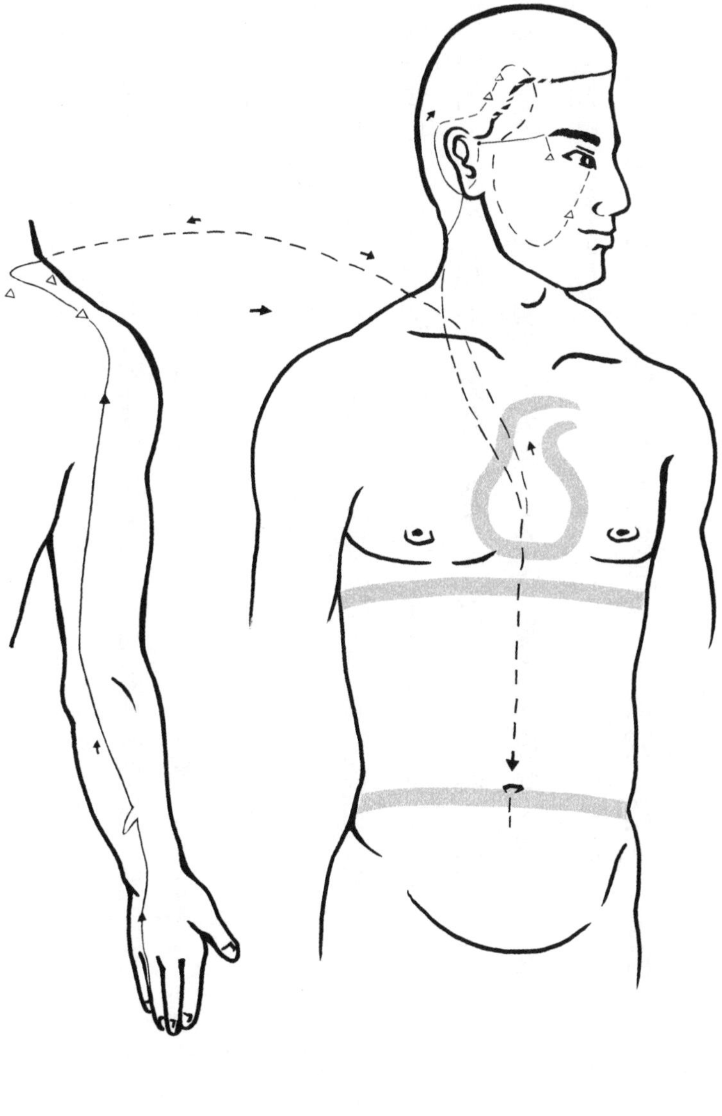

圖 14　手少陽三焦經循行示意圖

側直上到肩，交到足少陽膽經的後方，再進入缺盆，分布到膻中，分散連絡心包，通過橫膈膜向下行，最後遍佈上、中、下三焦，屬於三焦。

手少陽三焦經的支脈共有二個：

①分支：從膻中分出，上行從缺盆部出來，向上到後頸部，與耳的後方連繫，再往上到達耳的上角，然後轉彎向下，來到面頰部，到達目眶下。

②分支：從耳的後面分出，進入到耳中，再走出來到耳前，經過上關穴的前方，交過面頰，到達目外眥，與手足陽膽經相交接。

手少陽三焦經經氣流注於亥時（晚上九～十一點），共二十三穴：關衝、液門、中渚、陽池、外關、支溝、會宗、三陽絡、四瀆、天井、清冷淵、消濼、臑會、肩髎、天髎、天牖、翳風、瘈脈、顱息、角孫、耳門、耳和髎、絲竹空。

其五輸穴「井穴、滎穴、輸穴、經穴、合穴」、原穴、絡穴、背俞穴、募穴、郄穴則如本頁下表。

井穴	滎穴	輸穴	經穴	合穴	原穴	絡穴	背俞穴	募穴	郄穴
關衝	液門	中渚	支溝	天井	陽池	外關	三焦俞	石門	會宗

足少陽膽經

《靈樞・經脈》：「膽足少陽之脈，起於目銳眥，上抵頭角，下耳后，循頸，行手少陽之前，至肩上，卻交出手少陽之后，入缺盆。其支者，從耳后入耳中，出走耳前，至目銳眥后；其支者，別銳眥，下大迎，合于手少陽，抵於䪼，下加頰車，下頸，合缺盆，以下胸中，貫膈，絡肝，屬膽，循脅裡，出氣街，繞毛際，橫入髀厭中。其直者，從缺盆下腋，循胸，過季脅，下合髀厭中，以下循髀陽，出膝外廉，下外輔骨之前，直下抵絕骨之端，下出外踝之前，循足跗上，入小趾次趾之間。其支者，別跗上，入大趾之間，循大趾歧骨內出其端，還貫爪甲，出三毛。」

足少陽膽經的經脈起始於目外眥，向上到達額角，下走到耳後方，沿著頸的側面，行到手少陽三焦經的前面，到肩上的時候，退回來，走到手少陽三焦經的後面，然後進入缺盆。

足少陽膽經的支脈共有四個：

①分支：從耳後分出，進入耳中，再走到耳前，到達目外眥的後面。

②分支：從目外眥分出，下到大迎穴的地方，與手少陽三焦經面頰部的分支會合，再行到目眶下，向下到下頜角頰車穴的地方，下走頸部，然後在缺盆會合，進

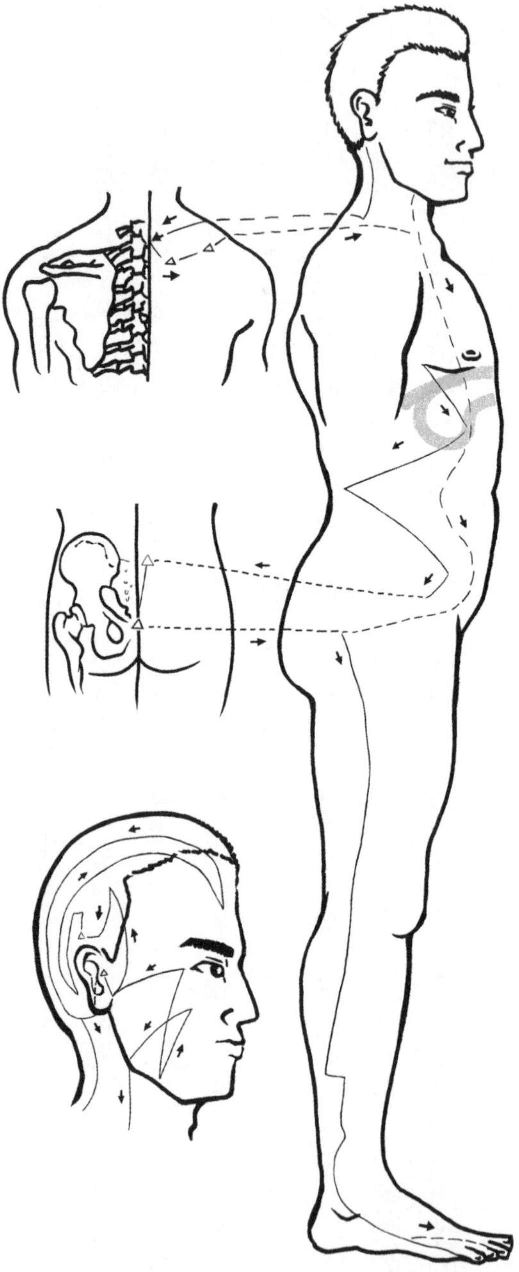

圖 15　足少陽膽經循行示意圖

入胸中，通過橫膈膜，連絡肝，到達膽屬於膽，沿著脅裡，淺出腹股溝氣街處，繞陰部毛際，再橫向進入髖關節環跳穴一帶。

③直行：從缺盆分出，向下行到腋下，沿著胸部側面，通過季脅，向下與前分支會合於髖關節環跳穴一帶，再由此處下行，沿大腿外側到膝外側緣，走在腓骨頭前，順著腓骨直向下，再走到外踝的前面，沿著足背上入到足第四趾的外側端。

④分支：從足背分出，行於足大趾趾縫間，沿第一及第二蹠骨間出趾端，返回來通過趾甲，到達足大趾趾背毫毛部，與足厥陰肝經相交接。

足少陽膽經經氣流注於子時（淩晨十一～一點），共四十四穴：瞳子髎、聽會、上關、頷厭、懸顱、懸釐、曲鬢、率谷、天衝、浮白、頭竅陰、完骨、本神、陽白、頭臨泣、目窗、正營、承靈、腦空、風池、肩井、淵腋、輒筋、日月、京門、帶脈、五樞、維道、居髎、環跳、風市、中瀆、膝陽關、陽陵泉、陽交、外丘、光明、陽輔、懸鐘、丘墟、足臨泣、地五會、俠溪、足竅陰。

其五輸穴「井穴、滎穴、輸穴、經穴、合穴」、原穴、絡穴、背俞穴、募穴、郄穴則如下頁下表。

足厥陰肝經

《靈樞．經脈》：「肝足厥陰之脈，起于大趾叢毛之際，上循足跗上廉，去內踝一寸，上踝八寸，交出太陰之后，上膕內廉，循股陰，入毛中，過陰器，抵小腹，挾胃，屬肝，絡膽，上貫膈，布脅肋，循喉嚨之后，上入頏顙，連目系，上出額，與督脈會于巔。其支者，從目系下頰裡，環唇內。其支者，復從肝別，貫膈，上注肺。」

足厥陰肝經的經脈，起始於足大趾趾背毫毛聚集的地方，向上沿著足背，到距離內踝一寸的地方，沿脛骨內側緣上行，到了內踝上八寸處，交出足太陰脾經的後面，向下通過膝的內側面，再沿著大腿的內側進入陰毛中，繞陰器，抵達小腹，鄰夾胃旁，到達肝屬於肝，連絡膽，通過橫膈膜，分布到脅肋，再沿著喉嚨的後面，向上進入喉頭部，連繫目系，向上從額頭淺出，最後，與督脈在頭頂交會。

足厥陰肝經的支脈共有二個：

①分支：從目系分出，向下到頰裡，環繞口唇內。

②分支：從肝分出，通過橫膈膜，向上流注入肺，與手太陰肺經相

井穴	滎穴	輸穴	經穴	合穴	原穴	絡穴	背俞穴	募穴	郄穴
足竅陰	俠溪	足臨泣	陽輔	陽陵泉	丘墟	光明	膽俞	日月	外丘

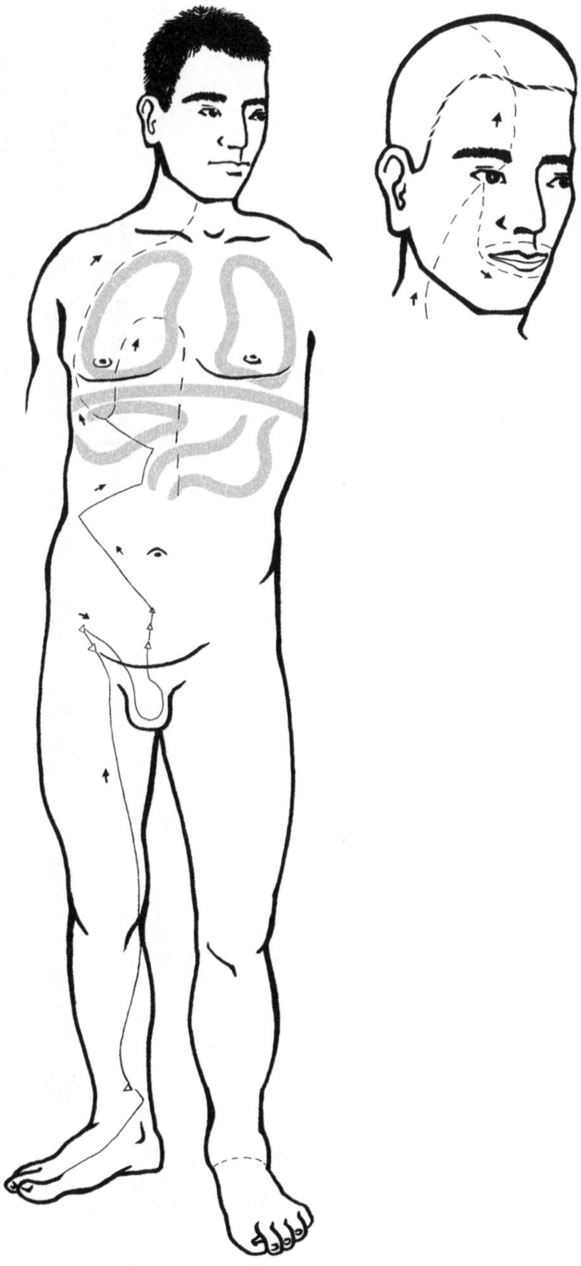

圖 16　足厥陰肝經循行示意圖

交接。

足厥陰肝經經氣流注於丑時（凌晨一～三點），共十四穴：大敦、行間、太衝、中封、蠡溝、中都、膝關、曲泉、陰包、足五里、陰廉、急脈、章門、期門。

其五輸穴「井穴、滎穴、輸穴、經穴、合穴」、原穴、絡穴、背俞穴、募穴、郄穴則如本頁下表。

井穴	滎穴	輸穴	經穴	合穴	原穴	絡穴	背俞穴	募穴	郄穴
大敦	行間	太衝	中封	曲泉	太衝	蠡溝	肝俞	期門	中都

2 奇經八脈

督脈

《奇經八脈考》：「督乃陽脈之海，其脈起于腎下胞中，至于少腹，乃下行于腰橫骨圍之中央，系溺孔之端，男子循莖下至篡；女子絡陰器，合篡間。俱繞篡后屏翳穴。別繞臀至少陰，與太陽中絡者，合少陰上股內廉，由會陽貫脊，會于長強穴。在骶骨端與少陰會，并脊裡上行。歷腰俞、陽關、命門、懸樞、脊中、中樞、筋縮、至陽、靈台、神通、身柱、陶道、大椎，與手足三陽會合。上啞門，會陽維，入系舌本。上至風府，會足太陽、陽維，同入腦中。循腦戶、強間、后頂，上巔，歷百會、前頂、囟會，上星，至神庭，為足太陽、督脈之會。循額中至鼻柱，經素髎、水溝，會手足陽明，至兌端，入齦交，與任脈、足陽明交會而終。」

督脈的循行主要分布在人體的背部，而背為陽，且督脈上達頭頂，與手足三陽經都有交會，具有督導調整諸陽經的作用，所以督脈可稱為諸陽脈之海。

督脈起始於小腹部，骨盆腔的中央。在女性，則由胞中到小腹，向內部聯繫陰

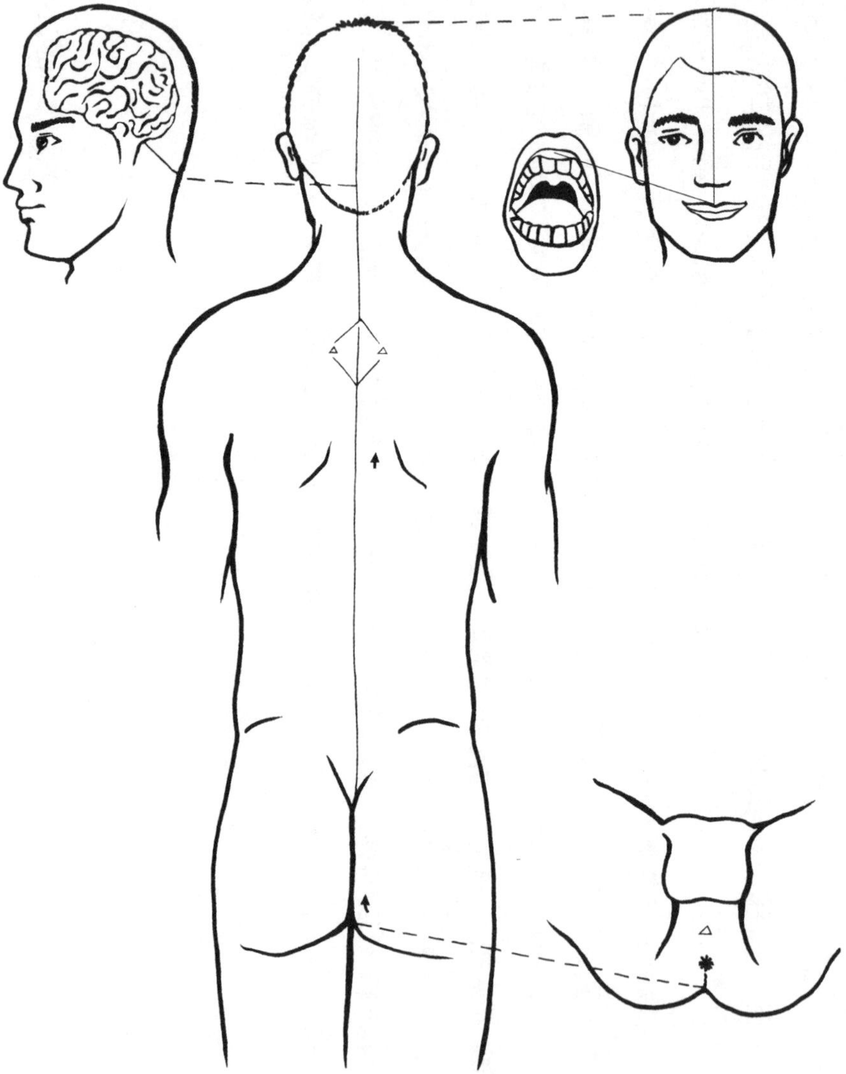

圖 17　督脈循行示意圖

戶，到尿道口的外端，再分出絡脈到外陰，而會合於會陰部。在男性，則是沿著陰莖，下到會陰部。男女則都是由會陰部後行，繞到臀部，與足少陰經、足太陽經的分支會合，沿著股內側面後緣上行，經由會陽穴貫通入脊柱，在長強穴與足少陰經、足太陽經會合，此後由骶骨尖端上行，行於脊柱內，經歷腰兪、陽關、命門、懸樞、脊中、中樞、筋縮、至陽、靈台、神道、身柱、陶道、大椎等穴，與手足三陽經相會於大椎，然後再上行到後腦部的啞門穴，與陽維脈會合，進入後腦的部分，則與舌根連繫。再向上行，到達風府穴，與足太陽經、陽維脈相會，並進入腦中。再上行，沿著腦戶、強間、后頂，上到頭頂，再經歷過百會、前頂、囟會，上星，一直到前額的神庭穴，督脈在這裡與足太陽經相會。再沿著前額的正中到達鼻柱，經過素髎、水溝等穴，與手、足陽明經交會。再到達唇尖兌端穴，進入唇內齦交穴，與任脈、足陽明經交會而終止。

任脈

《奇經八脈考》：「任為陰脈之海，其脈起于中極之下，少腹之內，會陰之分。上行而外出，循曲骨，上毛際，至中極，同足厥陰、太陰、少陰，并行腹裡，循關元，歷石門，氣海，會足少陽、衝脈于陰交。循神闕，水分，會足太陰于下脘。歷建

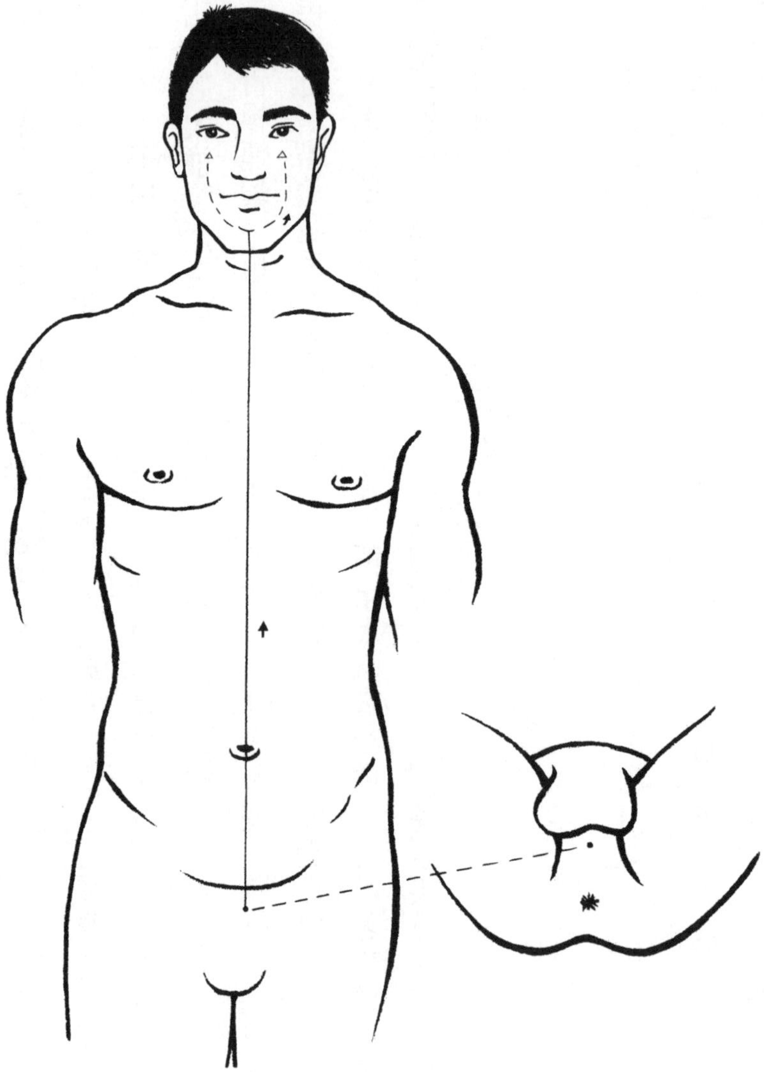

圖 18　任脈循行示意圖

里，會手太陽、少陽、足陽明于中脘。上上脘、巨闕、鳩尾、中庭、膻中、玉堂、紫宮、華蓋、璇璣，上喉嚨，會陰維于天突、廉泉。上頤，循承漿，與手足陽明、督脈會。環唇上至下齦交，復出分行，循面，繫兩目下之中央，至承泣而終。」

任脈的循行主要分布在人體的腹部，而腹為陰，且任脈與足三陰經脈、陰維脈、衝脈都有交會，具有涵養濡妊諸陰脈的作用，所以任脈可稱為諸陰脈之海。

任脈起始於小腹部，向下由會陰穴（兩陰之間）部出來，再向前上行，沿著曲骨穴（橫骨上毛際陷中）到陰毛處，到達中極穴（臍下四寸，膀胱之募）的地方，與足厥陰經、足太陰經、及足少陰經相併上行，沿著腹部的內面，通過關元穴（臍下三寸，小腸之募穴，三陰任脈之會）、經歷石門穴（即丹田，一名命門，臍下二寸，三焦之募穴）及氣海穴（臍下一寸半，男子生氣之海），到達陰交穴（臍下一寸），並與足少陽經、衝脈交會於此。再沿著神闕穴（肚臍中央）、水分穴（臍上一寸），到達下脘穴（臍上二寸）與足太陰經交會。再上行經過建里穴（臍上三寸），到達中脘穴（臍上四寸，胃之募穴），與手太陽經、手少陽經、足陽明經相交會。再上行經過上脘穴（臍上五寸）、巨闕穴（鳩尾穴下一寸，心之募穴）鳩尾穴（劍突骨下五分）、以及中庭、膻中（心包之募穴）、玉堂、紫宮、華蓋、璇璣等穴，到達喉嚨，再與陰維脈交會在天突穴、廉泉穴。再上行到面頤，沿著承漿穴與手足陽明經、督脈相交會。再環繞口唇，沿著面部，到達兩眼的正下方，在承泣穴終止。

衝脈

《奇經八脈考》：「衝為經脈之海，又曰血海，其脈與任脈，皆起于少腹之內胞中。其浮而外者，起于氣沖。并足陽明、少陰二經之間，循腹上行至橫骨。挾臍左右各五分，上行歷大赫、氣穴、四滿、中注、肓俞、商曲、石關、陰都、通谷、幽門，至胸中而散。」

衝脈的循行分支上到頭面，下及於足，連貫全身，居十二經脈氣血的要衝，具有調節經脈氣血的功能，並與任脈同出胞中，與女子經血攸關，所以衝脈可稱為十二經脈之海及血海。

衝脈起始於小腹部，與任脈同樣，源出於胞中，在體內向上行，至足陽明胃經的氣沖穴處，浮出體表，再與足陽明經、足少陰經相併上行，沿著腹部上行到橫骨穴（臍下五寸，曲骨旁五分）處，挾著肚臍旁左右各五分上行，順著足少陰經的循行，依次經過大赫、氣穴、四滿、中注、肓俞、商曲、石關、陰都、通谷、幽門（臍上六寸，巨闕旁五分）等穴，到達胸中，散佈在胸部。

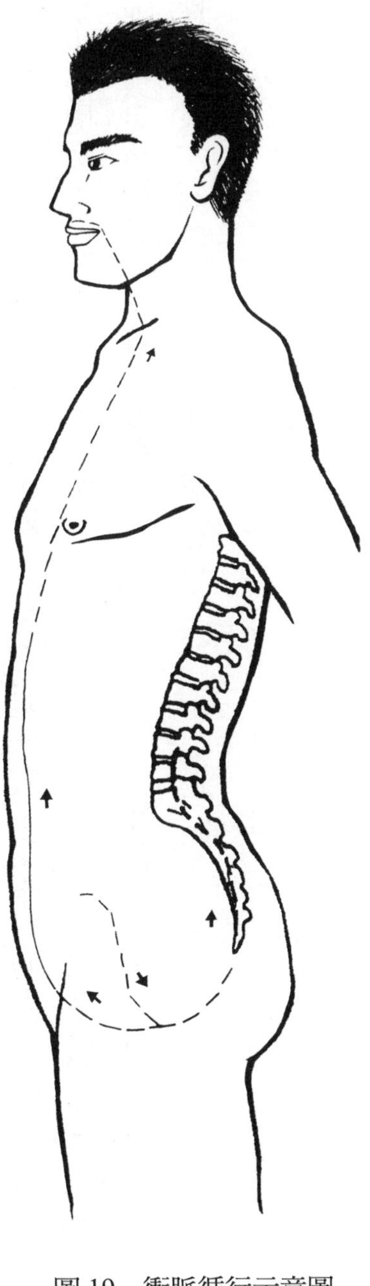

圖 19　衝脈循行示意圖

帶脈

《奇經八脈考》：「帶脈者，起于季脅足厥陰之章門穴，同足少陽循帶脈穴，圍身一周，如束帶然。又與足少陽經會于五樞，維道，凡八穴。」

帶脈起始於第十一肋端，足厥陰肝經的章門穴（第十一肋端下際），然後會同足少陽膽經，沿著帶脈穴（章門直下，平臍處）環身一週，如腰帶繫於腰間一樣，並且與足少陽膽經交會於五樞穴（帶脈穴下三寸）及維道穴（五樞前下五分），如此，帶脈左右兩側，共經歷八個穴位。

陰蹻脈

《奇經八脈考》：「陰蹻者，足少陰之別脈，其脈起于跟中，足少陰然谷穴之後，同足少陰循內踝下照海穴，上內踝之上二寸，以交信為郄。直上循陰股入陰，上循胸裡入缺盆，上出人迎之前，至咽喉，交貫沖脈，入頄內廉，上行屬目內眥，與手足太陽、足陽明、陽蹻五脈，會于睛明而上行。凡八穴。」

陰蹻脈自足少陰經別行而出，所以稱為足少陰的別脈。

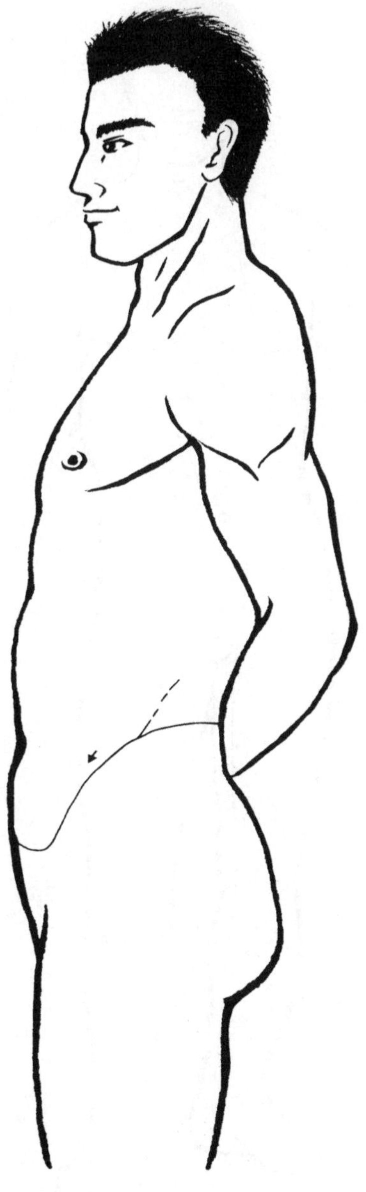

圖 20　帶脈循行示意圖

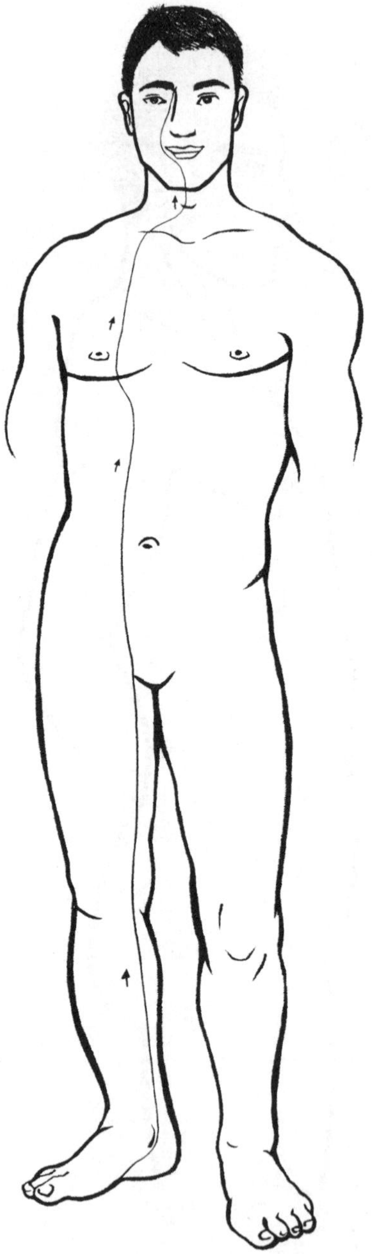

圖 21　陰蹻脈循行示意圖

陰蹻脈起始於足跟中，即在足少陰經然谷穴（內踝前下方）後的照海穴（內踝下一寸處），再會同足少陰經，沿著內踝下方照海穴，上行到內踝的上方二寸處，即交信穴，並以交信為郄穴，再向上直行，沿著大腿內側後緣，到達前陰處，再向上沿著胸部進入到缺盆，上行到頸部足陽明經的人迎穴前方，到達咽喉，與衝脈交會連貫。再沿著鼻旁顴骨部，到達目內眥，而與手太陽經、足太陽經、足陽明經、及陽蹻脈等共五支經脈，交會於足太陽經的睛明穴處，然後上行。如此，陰蹻脈左右兩側，共經歷照海、交信、人迎、睛明等八個穴位。

陽蹻脈

《奇經八脈考》：「陽蹻者，足太陽之別脈，其脈起于跟中，出于外踝下足太陽申脈穴，當踝後繞跟，以僕參為本，上外踝上三寸，以跗陽為郄，直上循股外廉，循脅后髀，上會手太陽、陽維于臑俞，上行肩膊外廉，會手陽明于巨骨，會手陽明、少陽于肩髃，上人迎，夾口吻，會手足陽明、任脈于地倉，同足陽明上而行巨髎，復會任脈于承泣，至目內眥，與手足太陽、足陽明、陰蹻五脈會于睛明穴，從睛明上行入髮際，下耳後，入風池而終，凡二十二穴。」

陽蹻脈自足太陽經別行而出，所以稱為足太陽的別脈。

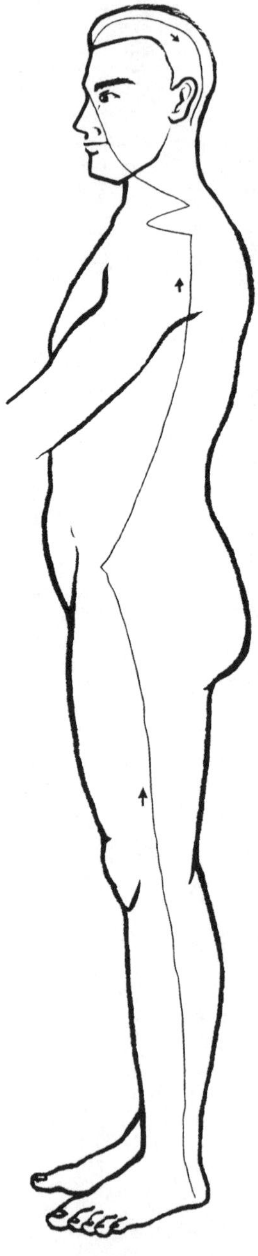

圖 22　陽蹻脈循行示意圖

陽蹻脈起始於足跟外側，從外踝走出來，到足太陽經申脈穴（外踝下五分）的地方，再繞到外踝後方，足跟腱處的僕參穴並以之為本，從外踝向上行到三寸處，到達跗陽穴，而以跗陽為郄穴。再向上直行，沿著大腿外側緣，上行到脅肋後方，再向上與手太陽經、陽維脈交會於臑俞穴，再上行到肩關節外側，與手陽明經交會於巨骨穴，再與手陽明經及手少陽經交會於肩髃穴，然後上行經過頸部人迎處，挾口角，與手陽明經、足陽明經、任脈交會於地倉穴，再會同足陽明經上行到巨髎穴，又與任脈交會於承泣穴，到達目內眥，與手太陽經、足太陽經、足陽明經、陰蹻脈等，共五支經脈，交會於睛明穴。從睛明穴向上行，進入髮際，沿著髮際直上，再下到耳後，最後進入風池穴，在風池穴終止。如此，陽蹻脈左右兩側，共經歷申脈、僕參、跗陽、臑俞、巨骨、肩髃、地倉、巨髎、承泣、睛明、風池等二十二個穴位。

陰維脈

《奇經八脈考》：「陰維起于諸陰之交，其脈發于足少陰築賓穴，為陰維之郄，在內踝上五寸腨肉分中。上循股內廉，上行入少腹。會足太陰、厥陰、少陰、陽明于府舍。上會足太陰于大橫、腹哀。循脅肋會足厥陰于期門。上胸膈挾咽，與任脈會于

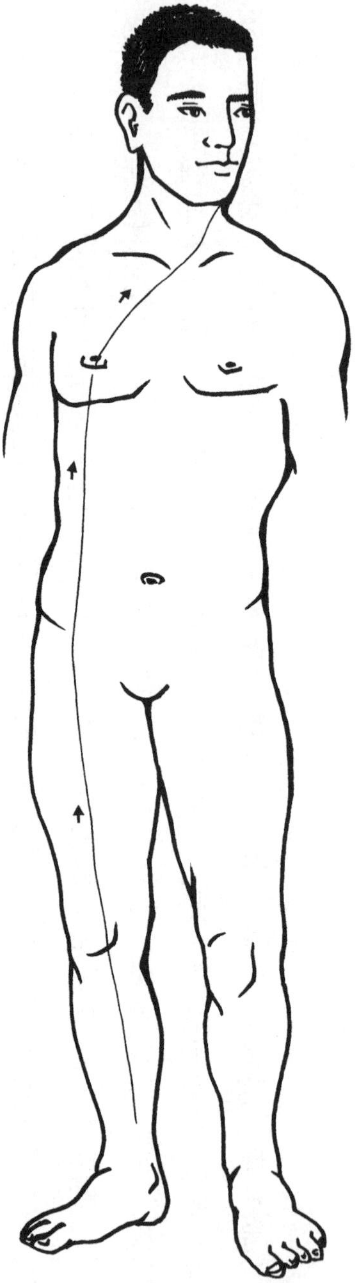

圖 23　陰維脈循行示意圖

天突、廉泉，上至頂前而終。凡一十四穴。」

陰維脈與諸陰脈多有交涉，能維繫諸陰經脈，所以稱其「起于諸陰之交」。

陰維脈起始於足少陰經的築賓穴（內踝上五寸處），同時，築賓穴也是陰維脈的郄穴，向上沿著大腿內側緣上行，進入少腹部，與足太陰經、足厥陰經、足少陰經、足陽明經交會於足太陰經的府舍穴。再向上行，與足太陰經交會於大橫穴（臍旁四寸）、腹哀穴（大橫穴上三寸）。沿著脅肋，與足厥陰經交會於期門穴（乳下，第六肋間隙）。上行通過胸膈，挾著咽喉，與任脈交會於天突穴、廉泉穴，再上行到頭頂前面終止。如此陰維脈左右兩側，共經歷築賓、府舍、大橫、腹哀、期門、天突、廉泉等十四個穴位。

陽維脈

《奇經八脈考》：「陽維起于諸陽之會，其脈發于足太陽金門穴，在足外踝下一寸五分。上外踝七寸會足少陽于陽交，為陽維之郄。循膝外廉，上髀厭，抵少腹側，會足少陽于居髎，循脅肋，斜上肘，上會手陽明、手足太陽于臂臑。過肩前，與手少陽會于臑會、天髎。卻會手足少陽、足陽明于肩井。入肩後，會手太陽、陽蹻于臑俞。上循耳後，會手足少陽于風池。上腦空、承靈、正營、目窗、臨泣。下額與手足

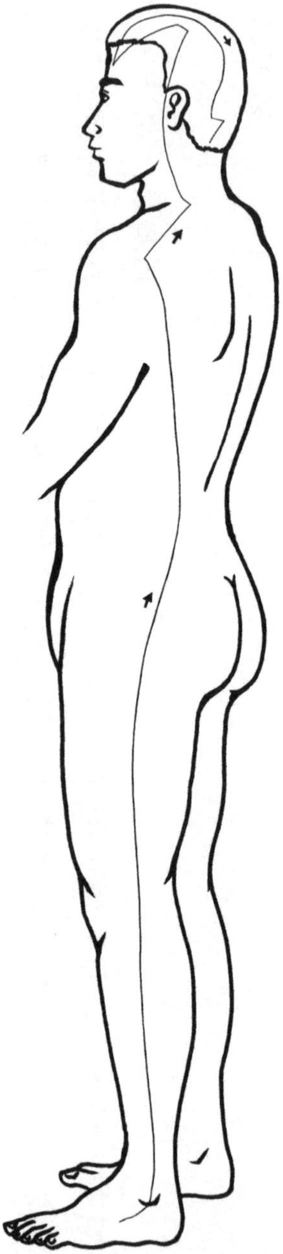

圖 24　陽維脈循行示意圖

少陽、陽明，五脈會于陽白。循頭，入耳，上至本神而止。凡三十二穴。」

陽維脈與諸陽脈多有會集，能維繫諸陽經脈，所以稱其「起于諸陽之會」。

陽維脈起始於足太陽經的金門穴（外踝下一寸五分，申脈前下方），向上在外踝上七寸處，與足少陽經交會於陽交穴，並以陽交穴做為陽維脈的郄穴。沿著膝的外側緣，上到髖關節部，到達少腹部外側，與足少陽經交會於居髎穴，再沿著脅肋斜行向上，到手肘部，與手陽明經、手太陽經、足太陽經交會於臂臑穴。經過肩部前緣，與手少陽經交會於臑會穴、天髎穴。再退回來，與手少陽經、足少陽經、足陽明經交會於肩井穴。進入肩部後緣，與手太陽經、陽蹻脈交會於臑俞穴。再向上沿著耳後，與手、足少陽經交會於風池穴。上行通過腦空、承靈、正營、目窗、臨泣等穴，下到額部，與手少陽經、足少陽經、手陽明經、足陽明經，等五支經脈，交會於陽白穴。沿著頭，進入耳中，最後上到本神穴（入前髮際五分，正中旁開三寸）終止。如此，陽維脈左右兩側，共經歷金門、陽交、居髎、臂臑、臑會、天髎、肩井、臑俞、風池、腦空、承靈、正營、目窗、臨泣、陽白、本神等三十二個穴位。

3 十二經脈的病候

關於十二經脈病候的記載，主要分為「是動病」及「所生病」。即「經脈發生病變時所產生的症候」和「該經脈及所屬輸穴主治的病症」。或是指「本經自生的病症」及「由於外在因素所造成的疾病」。不論如何，十二經脈的主要病候，本質上就是經脈循行時所經過的部位產生的病變，及經脈所歸屬的臟腑發生的疾病。

手太陰肺經主病

《靈樞・經脈》：「是動則病：肺脹滿，膨膨而喘咳，缺盆中痛，甚則交兩手而瞀，此為臂厥。是主肺所生病者：咳、上氣、喘渴、煩心，胸滿，臑臂內前廉痛厥，掌中熱。氣盛有余，則肩背痛風寒，汗出中風，小便數而欠；氣虛則肩背痛、寒，少氣不足以息，溺色變。」

手太陰肺經的病候：

• 是動病

肺部脹滿、氣喘、咳嗽、缺盆部疼痛、嚴重時；會出現兩手交叉、精神混亂、視物模糊，甚至會發生前臂氣血阻滯，造成痠痛、麻木、厥冷等現象。

・所生病

「肺」所相關的病症：咳嗽、肺氣上逆、喘促、心中煩悶、胸中脹滿、上臂內側冷痛，手掌中發熱。

本經邪氣過盛，會產生肩背部疼痛、惡風寒、體汗出等外感中風證。或是小便次數增加而量少等情形。

本經氣虛，則會出現肩背疼痛、畏寒、呼吸變得急促、尿液的顏色出現異常。

手陽明大腸經主病

《靈樞・經脈》：「是動則病：齒痛頸腫。是主津液所生病者：目黃口乾，鼽衄，喉痺，臂前臑痛，大指次指痛不用。氣有餘則當脈所過者熱腫，虛則寒慄不復。」

手陽明大腸經的病候：

・是動病

手陽明大腸經循行所經過的齒部疼痛，及頸部腫脹。

・所生病

「津液」所相關的病症：眼睛發黃、口乾、流鼻血或流涕、喉嚨腫痛、肩前區及上臂部疼痛、食指疼痛，動作範圍受限。

本經邪氣過盛，則在經脈循行的部位，會有發熱和腫脹的情形。

本經氣虛，則會產生寒冷、戰慄的現象，並且不容易恢復。

足陽明胃經主病

《靈樞・經脈》：「是動則病：洒洒振寒，善呻數欠顏黑，病至則惡人與火，聞木聲則惕然而驚，心欲動，獨閉戶塞牖而處，甚則欲上高而歌，棄衣而走，賁響腹脹，是為骭厥。是主血所生病者：狂瘧溫淫汗出，鼽衄，口喎脣胗，頸腫喉痺，大腹水腫，膝臏腫痛，循膺，乳、氣街、股、伏兔、骭外廉、足跗上皆痛，中趾不用。氣盛則身以前皆熱，其有余于胃，則消穀善饑，溺色黃。氣不足則身以前皆寒慄，胃中寒則脹滿。」

足陽明胃經的病候：

・是動病

身體產生陣陣的寒戰，不時的呻吟、打呵欠，額部的色澤變黑。發病的時候，極不喜歡見到人及看到火光，聽到木器發出的聲音就感到害怕，心神不寧，變得時常關閉門窗獨處，較嚴重時，甚至爬至高處唱歌，脫了衣服四處跑動，且腹部脹大並發出陣陣響聲。甚至會發生小腿氣血阻滯，造成痠痛、麻木、厥冷等現象。

・所生病

「血」所相關的病症：發狂、瘧病、溫熱病、體汗自出、流鼻血或流涕、口角歪斜、頸部腫大、喉嚨緊痛而不通暢、腹部脹大水腫、膝關節腫痛、及循行所過的前胸、乳部、氣街、伏兔部、脛骨外側至足背部等處所產生的疼痛、以及足中趾活動不利等等情形都是。

本經邪氣過盛，則可使身體前部發熱，胃部機能亢進，而導致消化加速，容易饑餓、尿液顏色加深而呈深黃色。

本經氣虛，則會使身體前面部位產生寒冷、戰慄的情形、並且會有胃部虛寒、因而產生消化停滯、脹滿的現象。

足太陰脾經主病

《靈樞・經脈》：「是動則病：舌本強，食則嘔，胃脘痛，腹脹善噫，得后與氣則快然如衰，身體皆重。是主脾所生病者：舌本痛，體不能動搖，食不下，煩心，心下急痛，溏、瘕、泄、水閉、黃疸、不能臥、強立股膝內腫厥，足大趾不用。」

足太陰脾經的病候：

・是動病

舌根部僵硬，伸縮不利、吃東西時常會有想嘔吐的情形、胃脘部疼痛、腹部脹滿、常常噯氣，但在解完大便或排氣後則感到比較舒服，不久卻感到身體虛弱，全身沉重。

・所生病

「脾」所相關的病症：舌根部疼痛、身體活動不易、吃不下食物、心中煩悶、胃區緊張，並有牽扯痛、大便溏泄、或是水液停滯，閉存於體內，而有二便不通，全身黃疸的現象。以及無法躺臥，或是站立時覺得很勉強，以致大腿內側厥冷而變得腫大、以及足大趾活動屈伸不利等情形。

手少陰心經主病

《靈樞・經脈》：「是動則病：嗌乾心痛，渴而欲飲，是為臂厥。是主心所生病者：目黃脅痛，臑臂內后廉痛厥，掌中熱痛。」

手少陰心經的病候：

・是動病

咽喉乾、心區疼痛、口渴想要喝水，甚至會發生前臂氣血阻滯，造成痠痛、麻木、厥冷等現象。

・所生病

「心」所相關的病症：眼睛發黃、胸脅部疼痛、上臂及前臂內側後緣冷痛、手掌心發熱、疼痛。

手太陽小腸經主病

《靈樞・經脈》：「是動則病：嗌痛頷腫，不可以顧，肩似拔，臑似折。是主液所生病者：耳聾目黃頰腫，頸頷肩臑肘臂外后廉痛。」

手太陽小腸經的病候：

・是動病

咽痛、下頷部腫大、頭頸難以轉側回頭、肩部疼痛，好像被人用力地拔扯一樣，上臂部疼痛，如被人反折。

・所生病

「液」所相關的病症：耳聾、眼睛發黃、面頰腫，以及循行所過的頸、頷、肩部、臑部、肘部、臂部等的外側後緣所出現的疼痛。

足太陽膀胱經主病

《靈樞・經脈》：「是動則病：衝頭痛，目似脫，項如拔，脊痛腰似折，髀不可以曲，膕如結，踹如裂，是為踝厥。是主筋所生病者：痔瘧狂癲疾，頭囟項痛，目黃淚出，鼽衄，項背腰尻膕踹腳皆痛，小趾不用。」

足太陽膀胱經的病候：

・是動病

氣逆衝頭而痛、眼睛像要掉出來一般，頸項部疼痛如要被拔起一般，脊背部疼痛、腰部疼痛，如被折斷般，髖關節屈伸不利、膝膕部如打結般的活動不利，小腿背部疼痛，好像要裂開、甚至會發生踝部氣血阻滯，造成痠痛、麻木、厥冷等現象。

・所生病

「筋」所相關的病症：痔疾、瘧疾、狂症、癲疾、頭囟、頸項部疼痛、眼睛發黃、流淚、流涕或流鼻血，頸項、背部、腰骶部、膕部、小腿背側、腳部等處所出現的疼痛。以及小腳趾活動不利等症狀。

足少陰腎經主病

《靈樞．經脈》：「是動則病：饑不欲食，面如漆柴，咳唾則有血，喝喝而喘，坐而欲起，目䀮䀮如無所見，心如懸若饑狀，氣不足則善恐，心惕惕如人將捕之，是為骨厥。是主腎所生病者：口熱舌乾，咽腫上氣，嗌乾及痛，煩心心痛，黃疸腸澼，脊股內後廉痛，痿厥嗜臥，足下熱而痛。」

足少陰腎經的病候：

・是動病

感覺饑餓卻不想進食，面色如漆黑的木材、焦黯而無光澤，咳嗽、唾液或痰中帶有血，喘息聲粗而急，坐不住、剛坐下就又急著起來，視物恍惚，心中空虛常覺不安，腎氣虛怯則容易發生恐懼感，時常發生心悸的現象，覺得好像有人隨時要捉拿自己一般，甚至會發生骨的氣血阻滯，造成痠痛、麻木、厥冷等現象。

・所生病

「腎」所相關的病症：口中發熱、舌頭乾燥、咽部腫大、氣機上逆、咽喉乾痛、心中煩亂、心痛、黃疸、瀉泄，脊柱及大腿內側後緣疼痛、足膝痿軟厥冷、喜歡躺臥、以及足底下出現熱痛等現象。

手厥陰心包經主病

《靈樞．經脈》：「是動則病：手心熱，臂肘攣急，腋腫，甚則胸脅支滿，心中憺憺大動，面赤目黃，喜笑不休。是主脈所生病者：煩心心痛，掌中熱。」

手厥陰心包經的病候：

• 是動病

手心發熱、手臂及手肘痙攣、腋部腫大，甚至胸脅滿悶、心中跳動不安、面色發紅、眼睛發黃、笑而不止。

• 所生病

「脈」所相關的病症：心中煩悶、心痛、手掌心發熱。

手少陽三焦經主病

《靈樞．經脈》：「是動則病：耳聾渾渾焞焞，嗌腫喉痺。是主氣所生病者：汗出，目銳眥痛，頰痛，耳後肩臑肘臂外皆痛，小指次指不用。」

手少陽三焦經的病候：

・是動病

耳聾、耳鳴作響、咽腫、喉嚨痛。

・所生病

「氣」所相關的病症：自汗、目外眥痛、臉頰痛，耳後、肩部、上臂、肘、下臂外側等處所發生的疼痛，以及無名指活動不利等症狀。

足少陽膽經主病

《靈樞・經脈》：「是動則病：口苦，善太息，心脅痛不能轉側，甚則面微有塵，體無膏澤，足外反熱，是為陽厥。是主骨所生病者：頭痛頷痛，目銳眥痛，缺盆中腫痛，腋下腫，馬刀挾癭，汗出振寒，瘧，胸脅肋髀膝外至脛絕骨外踝前及諸節皆痛，小指次指不用。」

足少陽膽經的病候：

・是動病

口苦、時常長聲嘆氣，胸脅部位疼痛，無法正常轉側。較嚴重者，面部如蒙有一層灰塵、皮膚看起來沒有光澤、足部外側發熱，甚至發生「陽厥」的現象。

・所生病

「骨」所相關的病症：頭痛、下頷區疼痛、外眼角疼痛、缺盆窩中腫痛、腋窩下方腫大、頸項側及腋下有腫塊、自汗出而陣陣畏寒、瘧疾，胸脅部、肋區、股部、膝蓋外側至脛骨區、腓骨區、外踝前及諸多關節處疼痛，以及足第四趾屈伸活動不利等現象。

足厥陰肝經主病

足厥陰肝經的病候：

《靈樞・經脈》：「是動則病：腰痛不可以俯仰，丈夫㿗疝，婦人少腹腫，甚則嗌乾，面塵脫色。是主肝所生病者：胸滿嘔逆飧泄，狐疝遺溺閉癃。」

・是動病

腰區疼痛無法正常地做俯仰的動作，男子則常會患有陰囊疝氣樣的疾患，女子則容易出現少腹部腫脹等病症。較嚴重時則會出現咽乾，及面色看起來如蒙有一層灰塵，而失去正常光澤的現象。

・所生病

「肝」所相關的病症：胸部滿脹、噁心嘔逆、瀉泄，並出現未消化完的食物殘渣、陰部疝氣、遺尿、小便點滴不暢，或小便點滴不出。

4 奇經八脈的病候

《難經・二十九難》：「奇經之為病，何如？然！陽維維於陽，陰維維於陰，陰陽不能自相維，則悵然失志，溶溶不能自收持。陽維為病，苦寒熱。陰維為病，苦心痛。陰蹻為病，陽緩而陰急，陽蹻為病，陰緩而陽急。衝之為病，氣逆而裡急。督之為病，脊強而厥。任之為病，其內苦結，男子為七疝，女子為瘕聚。帶之為病，腹滿，腰溶溶若坐水中。此奇經八脈之為病也。」

督脈病候

督脈的疾病，主要表現為脊柱強直而厥冷，並可能出現頭痛及中樞神經（腦、脊髓）的病症。

任脈病候

任脈的疾病，主要表現為氣結于胸腹內而不暢，在男子則可出現「衝疝、厥疝、狐疝、㿗疝、瘕疝、瘄疝、㿉疝」七種疝氣，女子則可出現各種腫塊、積聚等的婦科疾病。並可能出現泌尿及生殖方面的病證。

衝脈病候

衝脈的疾病，主要是表現為經氣上逆，所引起之喘咳、腹內拘急諸症，及月經病、不孕或不育等症。

帶脈病候

帶脈的疾病，主要是表現為腹部的脹滿、不暢快，以及腰部軟弱無力，並且感到沉重，如同坐在水中。女子則可出現各種帶下病及子宮脫垂等症。

陰蹻脈病候

陰蹻脈的疾病，主要是表現為瞑目、多眠、腿部循行部位的痙攣，及因內踝拘急、外踝鬆弛所致的足內翻。

陽蹻脈病候

陽蹻脈的疾病，主要是表現為目不得瞑、失眠、腿部循行部位的痙攣，及因外踝拘急、內踝鬆弛所致的足外翻。

陰維脈與陽維脈病候

陽維脈維繫一身的陽分，陰維脈則維繫一身的陰分，如果陰陽維脈失去維繫的功能，就會出現情緒低落、無法愉悅的現象，全身也會有軟弱而無法自主的情形。

陽維脈的疾病，主要表現為惡寒發熱。陰維脈的疾病，則主要表現為心區疼痛。

第五章 四季

導論

地球繞行太陽的自然現象稱為公轉，繞行滿一周定義為一年；一年之中因太陽與地球距離遠近的不同，而產生氣溫寒冷溫熱的差異，於是有春、夏、秋、冬四季的劃分。

地球內部的生態，則經過長期的調適，形成了相對應於氣候變化、四時更替的生存方法。人類生活在其中，當然也受到相當大的影響，而有生理上的調適，如：激素的分泌、脂肪結構的變化、皮膚的代謝、毛髮的更生；以及情緒上的波動，如：欣喜、躁悶、悲愁、沮喪，所謂「悲春傷秋」，無一不受季節氣候、及自然景色的改變所影響。

如果在四季更替的過程中，調適得當，就能無病延年，否則無形中即能致病，甚至耗損人壽。《素問・生氣通天論》：「是以春傷于風，邪氣留連，乃為洞泄。夏傷于暑，秋為痎瘧。秋傷于濕，上逆而咳，發為痿厥。冬傷于寒，春必病溫。四時之氣，更傷五臟。」就是在說明四季節氣輪替，天氣變化，六淫之邪傷人，不僅能立即令人生病，有些甚至可以伏匿至以後才發重病，所以我們應當瞭解節氣的特性，順應四季的變化，所謂趨吉避凶，才可保無殃。

四季及二十四節氣對應表

	春季			夏季			秋季			冬季		
節	立春	驚蟄	清明	立夏	芒種	小暑	立秋	白露	寒露	立冬	大雪	小寒
氣	雨水	春分	穀雨	小滿	夏至	大暑	處暑	秋分	霜降	小雪	冬至	大寒

一年之中有二十四個「節氣」，依序各為：立春、雨水、驚蟄、春分、清明、穀雨、立夏、小滿、芒種、夏至、小暑、大暑、立秋、處暑、白露、秋分、寒露、霜降、立冬、小雪、大雪、冬至、小寒、大寒。

其中，立春、驚蟄、清明、立夏、芒種、小暑、立秋、白露、寒露、立冬、大雪、小寒十二個稱為「節」。

雨水、春分、穀雨、小滿、夏至、大暑、處暑、秋分、霜降、小雪、冬至、大寒十二個稱為「氣」或「中氣」。

地球繞行太陽一周為三百六十度，每十五度為一節，次一個十五度則為氣，所以每一年共有二十四個節氣，每一個月則有一節一氣。一年分為四季，每一個季節有三個月，所以每一個季節有三個節，三個氣，共六個節氣。以二十四節氣做為月份交替及四季輪換的標準，應是最為精確的。

1 春季

《素問．四氣調神大論》：「春三月，此謂發陳。天地俱生，萬物以榮，夜臥早起，廣步于庭，被髮緩形，以使志生；生而勿殺，予而勿奪，賞而勿罰，此春氣之應，養生之道也。逆之則傷肝，夏為寒變，奉長者少。」

春季開始于二十四節氣中的立春，止于立夏的前一日，共歷經了雨水、驚蟄、春分、清明、穀雨六個節氣，即約從陽曆二月四日或五日起，到五月四日或五日止；為期約三個月。

立春：大約在陽曆二月四日或五日。代表春天的開始，春氣正式運作。

雨水：大約在陽曆二月十九日或二十日。冰雪融化，春雨開始降下，慢慢告別了乾燥的節氣。

驚蟄：大約在陽曆三月五日或六日。氣溫回升，春雷乍響，動物從冬眠醒來，昆蟲則從蟄伏中甦醒活動。

春分：大約在陽曆三月二十日或二十一日。晝夜時間長短相等，此後，晝長夜短。

清明：大約在陽曆四月四日或五日。草木生長茂盛，農作開始播種。

穀雨：大約在陽曆四月二十日或二十一日。雨量增多，稻田開始下秧苗。這個時期，正是自然界開始逐漸甦醒的階段，草木萌發新綠，萬物蘊育生機，土地從嚴寒的冷冬中醒來，展露新生，天氣也從乾枯轉為滋潤，陽光逐漸充實，日照開始增長。

此時，人也應效法天地的自然法則，在作息上應晚睡早起。「晚睡」是效法春季時，陰分的逐漸退去；「早起」則是效法春季時，陽分的逐漸生起。改變作息的時間，藉以調整人體內部的氣血陰陽，使其順應自然環境的變化。

在日常活動方面，應當和緩柔順，不宜劇烈或過分，四肢身體的動作要如從冬眠中醒來的動物一樣，慢而舒展，不要拘束或蜷縮四肢及軀體，讓氣血在體內重新慢慢地加速流動。衣著要寬鬆垂長，髮型也以鬆垂自然、不刻意造型及修剪為宜，切忌著緊身或短窄的服裝，或過度修飾造型及燙髮。

在精神意識上，應該積極、樂觀，對人對事要秉持寬大懷柔及仁慈的心胸，凡事不要與人爭勝為難，也不可心存嫉妒，對草木及動物都不應虐待、殺害、砍伐、攀折，凡事寧願多付出，不要奪人所愛，或侵占他人財物，對周遭的人及部屬也應以鼓勵、勉勵，替代懲罰、責罵。

前面所列舉的各項，都是為了順應春天的氣運，藉以培養「生」的能量。如果能依照上述作為，並注意不違反，則不僅能在春季達到強健養生的目的，亦能為接

<table>
<tr><td rowspan="4">春季</td><td>始於</td><td colspan="5">二月四、五日至五月四、五日</td><td>止於</td></tr>
<tr><td>立春
2/4,5</td><td>雨水
2/19,20</td><td>驚蟄
3/5,6</td><td>春分
3/20,21</td><td>清明
4/4,5</td><td>穀雨
4/20,21</td><td>立夏前一日
5/4,5</td></tr>
<tr><td colspan="2">作息</td><td colspan="2">活動</td><td colspan="2">情志</td><td>禁忌</td></tr>
<tr><td colspan="2">晚睡早起</td><td colspan="2">和緩柔順</td><td colspan="2">積極樂觀</td><td>殺虐、爭奪</td></tr>
</table>

連而至的夏天蓄積養生的基礎。因為春季象木，夏季象火，木能生火，故春天培養充實的能量，到夏天來臨時，便有好的延續。

反之，如果違反了春季養生的道理，依照中醫的理論，《內經》也提出了警示，即：「逆之則傷肝，夏為寒變，奉長者少。」這就是說，會傷及到肝，因為肝屬木。

春天應該要特別注意肝臟的養護，因為春天的主氣是風，風氣通於肝，然而肝惡風。春天風氣最易傷肝，《素問‧至真要大論》：「諸風掉眩，皆屬於肝。」所以在春天，應特別注意肝木受風的病症，如肝陽上亢、肝風內動，所導致的血壓上升、神經抽搐、痙攣或眩暈、頭痛等均是。

如果調養不當，傷及肝木，一旦到了夏天，火失去木的生長，得不到足夠的溫煦，就容易轉變成寒性的病候。

2 夏季

《素問・四氣調神大論》：「夏三月，此謂蕃秀。天地氣交，萬物華實；夜臥早起，無厭于日；使志無怒，使華英成秀，使氣得泄，若所愛在外，此夏氣之應，養長之道也。逆之則傷心，秋為痎瘧，奉收者少。」

夏季開始于二十四節氣中的立夏，止于立秋的前一日，共歷經了小滿、芒種、夏至、小暑、大暑六個節氣，即約從陽曆五月五日或六日起，到八月六日或七日止；為期約三個月。

立夏：大約在陽曆五月五日或六日。代表夏天的開始，夏氣正式運作。

小滿：大約在陽曆五月二十一日或二十二日。農作已逐漸飽滿豐實。

芒種：大約在陽曆六月六日或七日。開始準備播種秋季的農作物。

夏至：大約在陽曆六月二十一日或二十二日。一年中，白晝的時間到達最長的時候，夏季陽氣也已經到了極至。

小暑：大約在陽曆七月七日或八日。天氣至此變得更加悶熱，暑氣轉盛。

大暑：大約在陽曆七月二十三日或二十四日。天氣到達最炎熱狀態，暑氣最盛。

這個時期，正是自然界進入繁榮茂盛時期，天氣充分地施降在地面，地氣也盡皆升騰於天上，萬物受其影響，所以草木迅速成長、充實，外表也更亮麗成熟。氣候由滋潤轉為炎熱，陽光漸趨強烈，日照延長，夜晚減少。

此時，人也應效法天地自然法則，在作息上應晚睡早起。「晚睡」是回應白天的延長，「早起」則是回應夏季時日光的逐漸早出，藉以吸收自然的陽氣。

在日常活動方面，應該適當地增加運動量，性情不可怠惰，並且不應過分逃避陽光，盡量使毛孔能充分地舒張，汗水得以正常排泄，保持正常體溫及散熱的生理功能，不可過於仰賴室內空調、冷氣、電扇等，或貪一時暢快而過食冰涼的食品、飲料。

在情緒方面，要有正當的宣洩，合理的紓解，不可抑鬱或是發怒。因為夏季氣候炎熱，如果無法保持情志的舒展，便容易抑鬱或發怒，「怒」能使氣血逆亂、氣機不暢、鬱而生熱，熱則傷及心血。

前面所列舉的各項，都是為了順應夏天的氣運，藉以培養「長」的能量，如果能依照上述作為，並注意不違反，則不僅能在夏季達到強健養生的目的，亦能為接連而至的秋天，蓄積養生的基礎。

反之，如果違反了夏季養生的道理，依照中醫的理論，《內經》也提出了警示，即：「逆之則傷心，秋為痎瘧，奉收者少。」這就是說，會傷及到心，因為心

<table>
<tr><td rowspan="5">夏季</td><td>始於</td><td colspan="5">五月五、六日至八月六、七日</td><td>止於</td></tr>
<tr><td>立夏
5/5,6</td><td>小滿
5/21,22</td><td>芒種
6/6,7</td><td>夏至
6/21,22</td><td>小暑
7/7,8</td><td>大暑
7/23,24</td><td>立秋前一日
8/6,7</td></tr>
<tr><td colspan="2">作息</td><td colspan="2">活動</td><td colspan="2">情志</td><td>禁忌</td></tr>
<tr><td colspan="2">晚睡早起</td><td colspan="2">適度活動</td><td colspan="2">宣洩紓解</td><td>抑鬱、發怒</td></tr>
</table>

屬火。

夏天應該要特別注意心臟的養護，因為夏天的主氣是暑，暑氣通於心，然而心惡熱。夏天暑熱，最易耗傷心氣，《素問．至真要大論》：「諸痛痒瘡，皆屬於心。」所以在夏天，應特別注意心火受暑熱的病症，如邪熱內陷心營所導致的暑痧、休克，及周身的瘡、痒、癰、腫等均是。

如果調養失當，則暑氣乘虛入心，不僅錯失治療的契機，傷及心血，一旦到了秋天，金氣收斂，則暑熱鬱於內，外在的陰寒節氣欲入，內部的暑熱欲出，出入不得，寒熱交互，就容易轉變成瘧證了。

3 秋季

《素問・四氣調神大論》：「秋三月，此為容平。天氣以急，地氣以明；早臥早起，與雞俱興；使志安寧，以緩秋刑；收斂神氣，使秋氣平；無外其志，使肺氣清，此秋氣之應，養收之道也。逆之則傷肺，冬為飧泄，奉藏者少。」

秋季開始于二十四節氣中的立秋，止于立冬的前一日，共歷經了處暑、白露、秋分、寒露、霜降六個節氣，即約從陽曆八月七日或八日起，到十一月六日或七日止；為期約三個月。

立秋：大約在陽曆八月七日或八日。代表秋天的開始，秋氣正式運作。

處暑：大約在陽曆八月二十三日或二十四日。天氣暑熱已逐漸消退，但是暑氣仍然存在。

白露：大約在陽曆九月八日或九日。天氣開始轉涼，早晚頗有秋意，並有露水降下。

秋分：大約在陽曆九月二十三日或二十四日。晝夜時間長短相等，此後晝短夜長。

寒露：大約在陽曆十月八日或九日。天氣逐漸寒涼，清晨已有露霧，並令人覺得寒冷。

霜降：大約在陽曆十月二十三日或二十四日。天氣寒冷，早晚已可見冷霜結成。

這個時期，正是自然界進入收成及持平的時期，天氣逐漸轉為勁急，地面上的景物也變得清肅而明顯。這個階段，草木已趨成熟，稻穀、果實也更豐碩，氣候由炎熱轉為乾燥，陽光變得較為和緩，日照由極長轉為平均，再逐漸縮短。

此時，人也應效法天地自然法則，在作息上應早睡早起。「早睡」是避免秋季夜晚過於寒涼的露氣傷及人體；「早起」則是為了接觸秋天，早晨清爽的氣息，以抒展情志。當早晨雞群開始活動時，即是陽氣已昇起，寒露已漸退去的時候，所以說要「與雞俱興」。

在日常活動方面，應該逐漸放緩步調，以閒適來取代急躁，處事要以逸待勞，不可過度匆忙，選擇柔軟和緩的運動，代替激烈、競爭及快速的運動，清晨的散步活動是這個季節最適合的運動。

情緒方面要時時保持心境的安寧，不要受事務干擾，而導致心情的起伏波動。凡事保持著「守」的態度，不要做具有攻擊性、重大突破性，或過度激進的行動，維持現狀，或只做小部分的調整及內部的改善，使精神內守，維持不急進、不躁動的態度；如此才可以緩和秋天肅殺的氣象，肺的氣機也才能維持和緩，及正常的運

秋季	始於	八月七、八日至十一月六、七日					止於
	立秋 8/7,8	處暑 8/23,24	白露 9/8,9	秋分 9/23,24	寒露 10/8,9	霜降 10/23,24	立冬前一日 11/6,7
	作息	活動		情志		禁忌	
	早睡早起	和緩閒適		安寧而守		激烈、躁動	

作。

前面所列舉的各項，都是為了順應秋天的氣運，藉以培養「收」的能量，如果能依照上述作為，並注意不違反，則不僅能在秋季達到強健養生的目的，亦能為接連而至的冬天蓄積養生的基礎。因為秋季象金，冬季象水，金能生水，故秋天培養充實的能量，到冬天來臨時，便有好的基礎。

反之，如果違反了秋季養生的道理，依照中醫的理論，《內經》也提出了警示，即：「逆之則傷肺，冬為飧泄，奉藏者少。」這就是說，會傷及到肺，因為肺屬金。

秋天應該要特別注意肺臟的保養。秋天的主氣是燥，秋天乾燥，最易傷肺，肅殺的氣象則易損害人的生機，《素問・至真要大論》：「諸氣膹鬱，皆屬於肺。」所以在秋天，應特別注意肺金受燥的病症，如燥傷肺金，氣陰受損，所導致的咳、喘，胸悶、短氣、脹滿等均是。

如果調養失當，則燥氣首先侵犯入肺，一旦到了冬天，養收不當，藏守不固，就容易導致飧泄的病候了。

4 冬季

《素問・四氣調神大論》：「冬三月，此謂閉藏。水冰地坼，無擾乎陽；早臥晚起，必待日光；使志若伏若匿，若有私意，若已有得；去寒就溫，無泄皮膚，使氣亟奪，此冬氣之應，養藏之道也。逆之則傷腎，春為痿厥，奉生者少。」

冬季開始于二十四節氣中的立冬，止于立春的前一日，共歷經了小雪、大雪、冬至、小寒、大寒六個節氣，即約從陽曆十一月七日或八日起，到二月三日或四日止；為期約三個月。

立冬：大約在陽曆十一月七日或八日。代表冬天的開始，冬氣正式運作。

小雪：大約在陽曆十一月二十二日或二十三日。在北方或高山上，已開始降下小量的雪。

大雪：大約在陽曆十二月七日或八日。天氣冰凍，在北方或高山上，已降下大雪，大地也已堆起冰雪。

冬至：大約在陽曆十二月二十二日或二十三日。夜晚的時間到達最長的時候，冬季陰份也已經到了極至。

小寒：大約在陽曆一月五日或六日。天氣仍然寒冷。

大寒：大約在陽曆一月二十日或二十一日。天氣更為寒冷。這個時期，正是自然界萬物進入封閉藏伏的時期，在寒冷的地帶，冰雪已逐漸形成，土地也因為寒冷而逐漸凍裂，草木凋零，不再有青翠的外表，動物進入了冬眠期，昆蟲也蟄伏起來、減少了活動；天氣轉為寒冷，陽光也逐漸轉弱，日照縮短，夜晚的時間變長。此時應盡量減少陽氣的消耗，蓄積精氣以渡過寒冬，衣被床褥應力求溫暖，隨時注意不受寒氣的侵襲。

此時，人也應效法天地的自然法則，在作息上應早睡晚起。「早睡」是因為冬季，白天日照不足，溫度不高，日落時間較早，天色易暗，太陽隱去後，溫度迅速下降，入夜以後，寒氣凝重，所以及早入睡，避免受寒氣的侵襲。「晚起」也是一樣的道理，因為太陽出來的時間較晚，如果過早起床，溫度仍低，易受寒氣侵入人體，傷及陽氣，所以要「必待陽光」，等到陽光出現，寒氣散去，才起床。

在日常活動方面，應當著重于靜態的，不過分消耗體力的運動。如果運動，也應以不出汗、或微出汗即可，不要作激烈的活動，而導致汗流浹背、毛孔洞開，目的在於避免陽氣隨汗液外泄。在服裝穿著方面，要注意保暖，頭髮也可以適度留長。

在精神意識上，要保持自己的情緒，潛藏不外露，遇事要似乎已有所得、不假外求的感覺，其他過度的情緒表現都是不恰當地。

<table>
<tr><td rowspan="4">冬季</td><td>始於</td><td colspan="5">十一月七、八日至二月三、四日</td><td>止於</td></tr>
<tr><td>立冬
11/7,8</td><td>小雪
11/22,23</td><td>大雪
12/7,8</td><td>冬至
12/22,23</td><td>小寒
1/5,6</td><td>大寒
1/20,21</td><td>立春前一日
2/3,4</td></tr>
<tr><td colspan="2">作息</td><td colspan="2">活動</td><td colspan="2">情志</td><td>禁忌</td></tr>
<tr><td colspan="2">早睡晚起</td><td colspan="2">靜態</td><td colspan="2">低態、潛藏</td><td>過度表現</td></tr>
</table>

前面所列舉的各項，都是為了順應冬天的氣運，藉以培養「藏」的能量。如果能依照上述作為，並注意不違反，則不僅能在冬季達到強健養生的目的，亦能為接連而至的春天蓄積養生的基礎。因為冬季象水，春季象木，水能生木，故冬天培養充實的能量，到隔年春天來臨時，便有好的基礎。

反之，如果違反了冬季養生的道理，依照中醫的理論，《內經》也提出了警示，即：「逆之則傷腎，春為痿厥，奉生者少。」這就是說，會傷及到腎，因為腎屬水。

冬天是養護腎臟最重要的時間。冬天的主氣是寒，《素問・至真要大論》：「諸寒收引，皆屬於腎。」所以在冬天，應特別注意腎水受寒所引起的病症，如周身關節骨骼的拘急、緊縮，運動屈伸不利等均是。此外，在這個階段，補養腎氣，不僅具有蓄積春季「生」的能源，並且有培養根本及延長年壽的積極作用。

如果調養失當，將導致寒氣傷腎，或腎失封藏，一旦到了春天，肝氣當旺，因為肝主筋，筋失去濡養，便會發生四肢痿弱無力的病候了。

5 四季守則

《素問．四氣調神大論》：「逆春氣則少陽不生，肝氣內變；逆夏氣則太陽不長，心氣內洞；逆秋氣則太陰不收，肺氣焦滿；逆冬氣則少陰不藏，腎氣獨沉。夫四時陰陽者，萬物之根本也。所以聖人春夏養陽，秋冬養陰，以從其根，故與萬物沉浮於生長之門。逆其根，則伐其本，壞其真矣。故陰陽四時者，萬物之終始也，死生之本也。逆之則災害生，從之則苛疾不起，是謂得道。」

四季變遷有一定的規律，適時跟隨自然的變化加以調整，是養生利命的重要法則；反之則五臟不調，百病隨之而生。其結果則是：

春季為陽主「生」，肝、膽當其時而旺，如果違逆春氣養生的道理，則少陽之氣無以生發，肝氣因而抑鬱受挫，乃導致肝臟內生病變。

夏季為陽主「長」，心、小腸當其時而旺，如果違逆夏氣養生的道理，則太陽之氣無以長養，心氣因而失去資養，乃導致心脈內虛。

秋季為陰主「收」，肺、大腸當其時而旺，如果違逆秋氣養生的道理，則太陰之氣無以收納，肺氣因而收攝無力，乃導致肺葉焦枯脹滿。

冬季為陰主「藏」，腎、膀胱當其時而旺，如果違逆冬氣養生的道理，則少陰

四季	違逆的現象	結果
春季	少陽不生	肝氣內變
夏季	太陽不長	心氣內洞
秋季	太陰不收	肺氣焦滿
冬季	少陰不藏	腎氣獨沉

之氣無以封藏，腎氣因而無以閉存，乃導致腎氣消沉下墜。

因此，四季陰陽的變化，是為自然萬物生長延續的根本。春、夏二季應致力於養陽，秋、冬二季則應致力於養陰，這樣順從四季變化的規則，就能與天地萬物共生，疾病、災患自然不會到來。反之，則是自毀根本，喪失原有的基礎，必然會招致疾病及災禍的發生。

四季如果依照陰陽的觀念劃分，則春、夏為陽，秋、冬為陰。春、夏兩季雖皆為陽，但春季陽氣初生，尚屬稚弱階段，所以可稱作少陽，即小陽或稚陽的意思。夏季陽氣已達極盛的階段，所以可稱作太陽，即大陽或巨陽的意思。

秋、冬兩季雖皆為陰，但秋季距離陽氣已漸形遠去，隔年春季則尚在遙遠，所以陰氣亟盛，稱作太陰。至於冬季，氣候雖寒，每經一日夜，則離春陽越近，所以冬季稱作少陰，是因為其中仍寄存有一份陽氣，陰分逐日漸減的緣故。

第六章

調養

導論

人體臟腑一旦發生疾病，不僅會隨著飲食、醫療、及護理的得當與否，而有好轉或惡化的差別，另外也會受到季節變動的影響，而有病情轉輕、或趨於嚴重的變化。《內經》對這個現象，曾有清楚的描述，並且在《素問・臟氣法時論》中，作了專篇的訪論及敘述，除了說明因季節改變而使病情產生轉變外，在一天中，尚可以因時間的不同，而有病人客觀或主觀上感受病情的好轉或者加重的情形。

《內經》依照陰陽、五行，及臟象的學說，闡述天人相應的哲學思想，從臨床實踐中，加以觀察印證，得到了深入而精闢的結論，在現實上；除了提供我們，增加對病情的控制機會外，並且可以預先知道病情發展的可能現象，透過瞭解臟腑的好、惡、宜、忌，投以有益的調養方法，避免錯誤的飲食及護理，把握最佳康復的時機，如此做到保健養生、祛病延年的目的。

以下，將依五臟各別的特殊狀況詳細說明，並且加入《內經》原文做為前提，予以論述。

1 肝病

《素問．臟氣法時論》：「肝主春，足厥陰少陽主治，其日甲乙，肝苦急，急食甘以緩之。」……「病在肝，愈于夏，夏不愈，甚於秋，秋不死，持于冬，起于春，禁當風。肝病者，愈在丙丁，丙丁不愈，加于庚辛，庚辛不死，持于壬癸，起于甲乙。肝病者，平旦慧，下晡甚，夜半靜。肝欲散，急食辛以散之，用辛補之，酸瀉之。」……「肝色青，宜食甘，粳米牛肉棗葵皆甘。」

《靈樞．五味》：「肝病禁辛。」

春季是肝當旺的時候，足厥陰肝經及足少陽膽經，五行皆屬于木。十天干中，用甲、乙代表五行中的木。其中，甲為陽木，代表膽；因為膽為六腑之一，六腑為陽，主用。乙為陰木，代表肝；因為肝為五臟之一，五臟為陰，主體。所以其代表的日，為甲、乙。

肝為將軍之官，在志為怒，怒則氣急。急怒傷肝，此時宜食甘味，因為甘味和緩，能緩急的緣故。

肝病在夏天比較容易痊癒，因為肝木畏懼金氣的剋害，而夏天火氣當令，能平金氣，所以肝病容易在夏天痊癒，這就是五行觀念中，所謂「子能制賊」的道理。

如果夏天無法痊癒，到了秋天，病情就容易加重或惡化，甚至會有致死的危險。這是因為秋天金氣當令，肝木受金氣剋害的緣故。

如果病人能細心養護，渡過秋天，則到了冬天，病情就可趨於緩和。因為冬天水氣當令，水能生木的緣故。

到了春天，木氣當令，為肝的生旺之時。這期間，如果調理得當，則可望好轉而有起色。但是，風氣通於肝，肝惡風，所以應禁止病人當風坐臥，起居住所也要避免風氣的侵襲。

如果以日期來計算的話，肝病在丙、丁日可以痊癒，因為丙、丁日屬火，火能平金，肝木不受金剋，則能痊癒。

如果在丙、丁日不能痊癒，那麼到了庚、辛日，病情就可能會加重；因為庚、辛日屬金，會剋害肝木，嚴重則可導致病情危急。

如果病人能平安渡過庚、辛日，到了壬、癸日，病情就可以趨向緩和了，因為壬、癸日屬水，水能生木，肝木受到滋養的緣故。

等到了甲、乙日，因為甲、乙日屬木，此時木氣又轉為旺盛，所以肝病就可望好轉而有起色了。

肝病患者，在平旦，也就是寅、卯時（凌晨三時～早上七時）精神會得較清楚而舒適，因為寅、卯時是木氣生旺的時候。

到了下晡，也就是申、酉時（下午三時～晚上七時），病情通常會加重，病人的整體狀況較差，因為申、酉時是金氣旺的時候。

到了夜半子時（晚上十一時～凌晨一時），病人就又回復到平靜穩定的狀態，因為子時是水氣當旺的時候，肝木獲得水氣的涵養，所以可以稍事休息，趨于平靜。

肝五行屬木，所以性質上，趨向于喜歡暢達、疏散，而不喜歡受抑鬱、壓抑。辛味具有發散的作用，所以食入辛味的飲食，可以藉此發散肝氣，達到暢旺、紓解肝氣的目的。順肝性的為補，逆肝性的為瀉，所以辛味發散，對肝而言為補；酸味收斂，對肝而言為瀉。

以上所說的，是指當肝臟在正常的情形而言。然而，所謂的「補」，是指補其不足；而所謂的「瀉」，是指瀉其有餘。「不足」則為虛，即正氣虛，「有餘」則為實，即邪氣實，在實際應用時，應當分清虛實。此外，就五行生剋的關係而言，肝屬木，辛味屬金，意即辛味具有金的秉性，而金能克木，所以肝有疾病時，仍要禁忌進用辛味的食物。

肝在五色中屬青，適合攝取甘味飲食，以緩和肝。

粳米、牛肉、棗、葵都是屬於甘味的食物。

另外，在《素問．方盛衰論》中有：「肝氣虛，則夢見蘭香生草，得其時則夢伏樹下不敢起。」的論述，透過病人的夢境，做為疾病類型的參考。當人肝氣不足時，會有親近草木氣息的欲求，所以比較會夢見清香的花草樹木；如果是在肝氣的旺時，就會有類似伏在樹下不敢起來的夢境。

所謂：「虛則補之，實則瀉之」肝病患者可依辨證分虛實，加以選擇適當的療養。

	愈於	加於	持於	起於	禁忌
肝病	夏天	秋天	冬天	春天	當風
	丙、丁日	庚、辛日	壬、癸日	甲、乙日	

	平時宜食	補	瀉	病時禁忌
肝藏	甘味	辛味	酸味	辛味

	慧	甚	靜
肝病	平旦	下晡	夜半
	寅、卯時	申、酉時	子時

2 心病

《素問・臟氣法時論》：「心主夏，手少陰太陽主治，其日丙丁，心苦緩，急食酸以收之。」……「病在心，愈在長夏，長夏不愈，甚於冬，冬不死，持于春，起于夏，禁溫食熱衣。心病者，愈在戊己，戊己不愈，加于壬癸，壬癸不死，持於甲乙，起于丙丁。心病者，日中慧，夜半甚，平旦靜。心欲軟，急食鹹以軟之，用鹹補之，甘瀉之。」……「心色赤，宜食酸，小豆犬肉李韭皆酸。」

《靈樞・五味》：「心病禁鹹。」

夏季是心當旺的時候，手少陰心經及手太陽小腸經，五行皆屬于火。十天干中，用丙、丁代表五行中的火，其中，丙為陽火，代表小腸，因為小腸為六腑之一，六腑為陽，主用。丁為陰火，代表心，因為心為五臟之一，五臟為陰，主體。所以其代表日丙、丁。

心為君主之官，在志為喜，喜則氣緩。緩則心氣散，此時宜食酸味，因為酸味收斂，能收斂心氣，以防心氣散逸的緣故。

心病在長夏比較容易痊癒，因為心火畏懼水氣的剋害，而長夏土氣當令，能剋制水，所以心病容易在長夏痊癒。

如果長夏無法痊癒，到了冬天，病情就容易加重或惡化，甚至會有致死的危險。這是因為冬天水氣當令，心火受水氣剋害的緣故。

如果病人能細心養護，渡過冬天，則到了春天，病情就可趨於緩和。因為春天木氣當令，木能生火的緣故。

到了夏天，火氣當令，為心的生旺之時，這期間，如果調理得當，則可望好轉而有起色。但是，心惡熱，所以應禁止病人過食溫熱的食物，及穿著過分厚重悶熱的衣物，起居住所也要維持通風舒爽。

如果以日期來計算的話，心病在戊、己日可以痊癒，因為戊、己日屬土，土能制水，心火不受水剋，則能痊癒。

如果在戊、己日不能痊癒，那麼到了壬、癸日，病情就可能會加重；因為壬、癸日屬水，會剋害心火，嚴重則可導致病情危急。

如果病人能平安渡過壬、癸日，到了甲、乙日，病情就可以趨向緩和了。因為甲、乙日屬木，木能生火，心火受到生養的緣故。

等到了丙、丁日，因為丙、丁日屬火，此時火氣又轉為旺盛，所以心病就可望好轉而有起色了。

心病患者，在日中，也就是午時（中午十一時～下午一時）精神會覺得較清楚而舒適，因為午時是火氣生旺的時候。

到了夜半，也就是子時（晚上十一時～凌晨一時），病情通常會加重，病人的整體狀況較差，因為子時是水氣旺的時候。

到了平旦，也就是寅、卯時（凌晨三時～早上七時），病人就又回復到平靜穩定的狀態。因為寅、卯時是木氣當旺的時候，心火獲得木氣的生養，所以可以稍事休息，趨于平靜。

心五行屬火，所以性質上，趨向于喜歡明亮、向上、積極，然而太過的話，則變生為剛強燥烈。鹹味具有軟堅的作用，所以食入鹹味的飲食，可以藉此軟化過於剛燥的心氣，達到明亮而不猛烈的效果。順心性的為補，逆心性的則為瀉，所以鹹味軟堅，對心而言為補。甘味緩和，對心而言為瀉。

和肝病同樣的道理，就五行生剋的關係而言，心屬火，鹹味屬水，水能剋火，所以一旦心有疾病時，仍要禁忌進用鹹味。

心在五色中屬赤，適合攝取酸味飲食，以收斂心氣。

小豆、犬肉、李、韭都是屬於酸味的食物。

另外，在《素問．方盛衰論》中有「心氣虛，則夢救火陽物，得其時則夢燔灼。」的論述；透過病人的夢境，做為疾病類型的參考。當人心氣不足時，會有親近溫熱光亮的欲求，所以比較會夢見救火及一切屬性為陽的事物；如果是在心氣的旺時，就會有類似大火燃燒熾烈的夢境。

所謂：「虛則補之，實則瀉之。」心病患者可依辨證分虛實，加以選擇適當的療養。

心病	愈於	甚於	持於	起於	禁忌
	長夏	冬天	春天	夏天	溫食熱衣
	戊、己日	壬、癸日	甲、乙日	丙、丁日	

心臟	平時宜食	補	瀉	病時禁忌
	酸味	鹹味	甘味	鹹味

心病	慧	甚	靜
	日中	夜半	平旦
	午時	子時	寅、卯時

3 脾病

《素問・臟氣法時論》：「脾主長夏，足太陰陽明主治，其日戊己，脾苦濕，急食苦以燥之。」……「病在脾，愈在秋，秋不愈，甚于春，春不死，持于夏，起于長夏，禁濕食飽食濕地濡衣。脾病者，愈在庚辛，庚辛不愈，加于甲乙，甲乙不死，持于丙丁，起于戊己。脾病者，日昳慧，日出甚，下晡靜。脾欲緩，急食甘以緩之，用苦瀉之，甘補之。」……「脾色黃，宜食鹹，大豆豚肉栗藿皆鹹。」

《靈樞・五味》：「脾病禁酸。」

長夏是脾當旺的時候，足太陰脾經及足陽明胃經，五行皆屬于土。十天干中，用戊、己代表五行中的土，其中，戊為陽土，代表胃，因為胃為六腑之一，六腑為陽，主用。己為陰土，代表脾，因為脾為五臟之一，五臟為陰，主體。所以其代表的日為戊、己。

脾為倉廩之官，在志為思，思則氣結。脾氣困結則濕生，濕可以傷脾，此時宜食苦味，因為苦味燥濕，能燥脾土之濕，健運脾氣，以防脾氣困頓。

脾病在秋天比較容易痊癒，因為脾土畏懼木氣的剋害，而秋天金氣當令，能剋制木，所以脾病容易在秋天痊癒。

如果秋天無法痊癒，到了春天，病情就容易加重或惡化，甚至會有致死的危險。這是因為春天木氣當令，脾土受木氣剋害的緣故。

如果病人能細心養護，渡過春天，則到了夏天，病情就可趨於緩和，因為夏天火氣當令，火能生土的緣故。

到了長夏，土氣當令，為脾的生旺之時，這期間如果調理得當，則可望好轉而有起色；但是，脾惡濕，主運化，所以應禁止病人，食用助濕及生冷的食物，或飲食過飽，並避免穿著潮濕的衣服，及居住在潮濕的地方。

如果以日期來計算的話，脾病在庚、辛日可以痊癒，因為庚、辛日屬金，金能平木，脾土不受木剋，則能痊癒。

如果在庚、辛日不能痊癒，那麼到了甲、乙日，病情就可能會加重，因為甲、乙日屬木，會剋害脾土，嚴重則可導致病情危急。

如果病人能平安渡過甲、乙日，到了丙、丁日，病情就可以趨向緩和了，因為丙、丁日屬火，火能生土，脾土受到生養的緣故。

等到了戊、己日，因為戊、己日屬土，此時土氣又轉為旺盛，所以脾病就可望好轉而有起色了。

脾病患者，在日昳，也就是未時（下午一時~三時）精神會覺得較清楚而舒適，因為未時是土氣生旺的時候。

到了日出，也就是寅、卯時（凌晨三時～早上七時），病情通常會加重，病人的整體狀況較差，因為寅、卯時是木氣旺的時候。

到了下晡，也就是申、酉時（下午三時～晚上七時），病人就又回復到平靜穩定的狀態，因為申、酉時是金氣當旺的時候，金能制木，脾土不受剋害，所以可以稍事休息，趨于平靜。

脾五行屬土，喜潤惡燥，所以性質上，趨向于喜歡敦厚、和緩及滋潤，不喜歡衝突、變動及乾燥。甘味具有緩和、滋養的作用，所以食入甘味的飲食，可以藉此緩和及滋養、安定脾氣。同樣的道理，順脾性的是為補，逆脾性的即為瀉，所以甘味緩和、滋養脾，對脾而言為補。苦味乾燥、降泄，對脾而言為瀉。

就五行生剋的關係而言，脾屬土，酸味屬木，木能克土，所以脾病屬虛時，仍要禁忌進用酸味。

脾在五色中屬黃，適合攝取鹹味飲食。

大豆、豚肉、栗、藿都是屬於鹹味的食物。

另外，在《素問・方盛衰論》中有：「脾氣虛，則夢飲食不足，得其時則夢築垣蓋屋。」的論述，透過病人的夢境，做為疾病類型的參考。當人脾氣不足時，會有增進飲食的欲求，所以比較會夢見饑餓進食或食物欠缺的景象，如果是在脾氣的旺時，就會有類似蓋屋或修築圍牆的夢境。

所謂：「虛則補之，實則瀉之。」脾病患者可依辨證分虛實，加以選擇適當的療養。

脾病	愈於	甚於	持於	起於	禁忌
	秋天	春天	夏天	長夏	濕食飽食濕地濡衣
	庚、辛日	甲、乙日	丙、丁日	戊、己日	

脾藏	平時宜食	補	瀉	病時禁忌
	鹹味	甘味	苦味	酸味

脾病	慧	甚	靜
	日昳	日出	下晡
	未時	寅、卯時	申、酉時

4 肺病

《素問・臟氣法時論》：「肺主秋，手太陰陽明主治，其日庚辛，肺苦氣上逆，急食苦以泄之。」……「病在肺，愈在冬，冬不愈、甚于夏、夏不死，持于長夏，起于秋，禁寒飲食寒衣。肺病者，愈在壬癸，壬癸不愈，加于丙丁，丙丁不死，持于戊己，起于庚辛。肺病者，下晡慧，日中甚，夜半靜。肺欲收，急食酸以收之，用酸補之，辛瀉之。」……「肺色白，宜食苦，麥羊肉杏薤皆苦。」

《靈樞・五味》：「肺病禁苦。」

秋季是肺當旺的時候，手太陰肺經及手陽明大腸經，五行皆屬于金。十天干中，用庚、辛代表五行中的金，其中，庚為陽金，代表大腸，因為大腸為六腑之一，六腑為陽，主用。辛為陰金，代表肺，因為肺為五臟之一，五臟為陰，主體。所以其代表的日，為庚、辛。

肺為相傅之官，在志為悲，悲氣則消。肺氣以肅降為順，逆則喘咳脹滿，此時宜食苦味，因為苦味降泄，能降肺氣，泄肺滿，以防肺氣上逆的緣故。

肺病在冬天比較容易痊癒，因為肺金畏懼火氣的剋害，而冬天水氣當令，能剋制火，所以肺病容易在冬天痊癒。

如果冬天無法痊癒，到了夏天，病情就容易加重或惡化，甚至會有致死的危險。這是因為夏天火氣當令，肺金受火氣剋害的緣故。

如果病人能細心養護，渡過夏天，則到了長夏，病情就可趨於緩和，因為長夏土氣當令，土能生金的緣故。

到了秋天，金氣當令，為肺的生旺之時，這期間如果調理得當，則可望好轉而有起色；但是，肺惡寒，所以應禁止病人食用寒冷的食物，及穿著單薄、無法禦寒的衣物，起居住所也要維持溫暖。

如果以日期來計算的話，肺病在壬、癸日可以痊癒，因為壬、癸日屬水，水能制火，肺金不受火剋，則能痊癒。

如果在壬、癸日不能痊癒，那麼到了丙、丁日，病情就可能會加重，因為丙、丁日屬火，會剋害肺金，嚴重則可導致病情危急。

如果病人能平安渡過丙、丁日，到了戊、己日，病情就可以趨向緩和了，因為戊、己日屬土，土能生金，肺金受到生養的緣故。

等到了庚、辛日，因為庚、辛日屬金，此時金氣又轉為旺盛，所以肺病就可望好轉而有起色了。

肺病患者，在下晡，也就是申、酉時（下午三時～晚上七時）精神會覺得較清楚而舒適，因為申、酉時，是金氣生旺的時候。

到了日中，也就是午時（中午十一時～下午一時），病情通常會加重，病人的整體狀況較差，因為午時是火氣旺的時候。

到了夜半，也就是子時（晚上十一時～凌晨一時），病人就又回復到平靜穩定的狀態，因為子時是水氣當旺的時候，水能制火，肺金不受剋害，所以可以稍事休息，趨于平靜。

肺五行屬金，居高位，納氣以降，運行週身，所以性質上趨向于喜歡收斂，而不喜歡耗散。酸味具有收斂的作用，所以食入酸味的飲食，可以藉此收斂肺氣。順肺性的為補，逆肺性的為瀉，所以酸味收斂，對肺而言為補。辛味發散，對肺而言為瀉。就五行生剋的關係而言，肺屬金，苦味屬火，火能克金，所以肺病屬虛時，仍要禁忌進用苦味。肺在五色中屬白，適合攝取苦味飲食，以降泄上逆的肺氣。這裡主要是指「當肺在平常的狀態之下」而言。

麥、羊肉、杏、薤都是屬於苦味的食物。

另外，在《素問．方盛衰論》中有：「是以肺氣虛，則使人夢見白物，見人斬血借借，得其時則夢見兵戰。」的論述，透過病人的夢境，做為疾病類型的參考。當人肺氣不足時，比較會夢見白色的物體或器具，或夢見砍殺狼藉的場面，這是因為肺屬金，色白、主肅殺的緣故。如果是在肺氣的旺時，就會有類似戰爭或殺戮的夢境。

所謂：「虛則補之，實則瀉之。」肺病患者可依辨證分虛實，加以選擇適當的療養。

肺病	愈於	甚於	持於	起於	禁忌
	冬天	夏天	長夏	秋天	寒飲食 寒衣
	壬、癸日	丙、丁日	戊、己日	庚、辛日	

肺藏	平時宜食	補	瀉	病時禁忌
	苦味	酸味	辛味	苦味

肺病	慧	甚	靜
	下晡	日中	夜半
	申、酉時	午時	子時

5 腎病

《素問・臟氣法時論》：「腎主冬，足少陰太陽主治，其日壬癸，腎苦燥，急食辛以潤之，開腠理，致津液，通氣也。」……「病在腎，愈在春，春不愈，甚于長夏，長夏不死，持于秋，起于冬，禁犯焠㶼熱食溫炙衣。腎病者，愈在甲乙，甲乙不愈，甚于戊己，戊己不死，持于庚辛，起于壬癸。腎病者，夜半慧，四季甚，下晡靜。腎欲堅，急食苦以堅之，用苦補之，鹹瀉之。」……「腎色黑，宜食辛，黃黍雞肉桃蔥皆辛。」

《靈樞・五味》：「腎病禁甘。」

冬季是腎當旺的時候，足少陰腎經及足太陽膀胱經，五行皆屬于水。十天干中，用壬、癸代表五行中的水。其中，壬為陽水，代表膀胱，因為膀胱為六腑之一。六腑為陽，主用。癸為陰水，代表腎，因為腎為五臟之一，五臟為陰，主體。所以其代表的日為壬、癸。

腎為作強之官，在志為恐，恐則氣下。津液隨氣而出則燥，腎為水臟，喜潤惡燥，此時宜食辛味，因為辛味宣散，能開腠理、宣氣機，津液生則潤。

腎病在春天比較容易痊癒，因為腎水畏懼土氣的剋害，而春天木氣當令，能剋土氣，所以腎病容易在春天痊癒，這就是所謂「子能制賊」的道理。

如果春天無法痊癒，到了長夏，病情就容易加重或惡化，甚至會有致死的危險。這是因為長夏土氣當令，腎水受土氣剋害的緣故。

如果病人能細心養護，渡過長夏，則到了秋天，病情就可趨於緩和，因為秋天金氣當令，金能生水的緣故。

到了冬天，水氣當令，為腎的生旺之時，這期間如果調理得當，則可望好轉而有起色；但是，腎惡燥，所以應禁止病人食用油炸煎烤，及燒烤之類的燥熱食品，並且不要穿著剛烘乾、或才熨燙過，仍保持溫熱的衣服。

如果以日期來計算的話，腎病在甲、乙日可以痊癒，因為甲、乙日屬木，木能制土，腎水不受土剋，則能痊癒。

如果在甲、乙日不能痊癒，那麼到了戊、己日，病情就可能會加重，因為戊、己日屬土，會剋害腎水，嚴重則可導致病情危急。

如果病人能平安渡過戊、己日，到了庚、辛日，病情就可以趨向緩和了，因為庚、辛日屬金，金能生水，腎水受到滋養的緣故。

等到了壬、癸日，因為壬、癸日屬水，此時水氣又轉為旺盛，所以腎病就可望好轉而有起色了。

腎病患者，在夜半，也就是子時（晚上十一時～凌晨一時）精神會覺得較清楚而舒適，因為子時，是水氣生旺的時候。

到了四季，也就是辰（清晨七時～九時）、戌（晚上七時～九時）、丑（凌晨一時～三時）、未（下午一時～三時）四個時，病情通常會加重，病人的整體狀況較差，因為辰、戌、丑、未四個時是土氣旺的時候。

到了下晡，也就是申、酉時（下午三時～晚上七時），病人就又回復到平靜穩定的狀態，因為申、酉時是金氣當旺的時候，腎水獲得金氣的涵養，所以可以稍事休息，趨于平靜。

腎五行屬水，主封藏，所以性質上，趨向于喜歡堅固、密藏、而不喜歡洩漏、遺失。苦味具有堅陰的作用，所以食入苦味的飲食，可以藉此堅實腎精，達到封藏腎的精氣的目的。順腎性的為補，逆腎性的為瀉，所以苦味堅實，對腎而言為補。鹹味軟堅，對腎而言為瀉。就五行生剋的關係而言，腎屬水，甘味屬土，土能剋水，所以腎病屬虛時，仍要禁忌進用甘味。腎在五色中屬黑，適合攝取辛味飲食，以泄燥潤腎。

黃黍、雞肉、桃、蔥都是屬於辛味的食物。

另外，在《素問・方盛衰論》中有：「腎氣虛，則使人夢見舟船溺人，得其時則夢伏水中若有畏恐。」的論述，透過病人夢境，做為疾病類型的參考。當人腎氣不足時，比較會夢見船舶或溺水的事情，這是因為腎屬水的緣故。如果是在腎氣的旺時，就會有類似伏沉在水中，而有所畏懼的夢境。

所謂：「虛則補之，實則瀉之。」腎病患者可依辨證分虛實，加以選擇適當的療養。

腎病	愈於	甚於	持於	起於	禁忌
	春天	長夏	秋天	冬天	焠烄熱食溫炙衣
	甲、乙日	戊、己日	庚、辛日	壬、癸日	

腎藏	平時宜食	補	瀉	病時禁忌
	辛味	苦味	鹹味	甘味

腎病	慧	甚	靜
	夜半	四時	下晡
	子時	辰、戌、丑、未時	申、酉時

五臟平時及病時之飲食五味要項

	平時宜食味道	適合食物	病時禁食味道
肝	甘味	粳米、牛肉、棗、葵	辛味
心	酸味	小豆、犬肉、李、韭	鹹味
脾	鹹味	大豆、豚肉、栗、藿	酸味
肺	苦味	麥、羊肉、杏、薤	苦味
腎	辛味	黃黍、雞肉，桃、蔥	甘味

第七章

體質

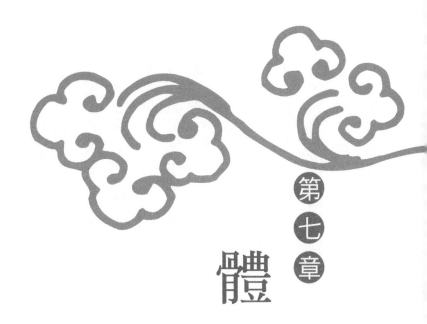

導論

正常的人體組織，在解剖生理學上觀察，除了男女長幼有所不同外，其他幾乎大同小異；然而先天稟賦卻各有不同，彼此間的差異性有時也可能極大。例如，身體方面：骨骼的粗細、毛髮的分布、耐力的強弱、對抗寒熱的強度。以及心理方面：比較具有攻擊性及侵略性，或較具有慈悲、寬恕、憐憫；還有，喜歡寧靜恬淡，或者喜歡激烈挑戰……等等皆是。

有些狀況是受到遺傳基因的影響，另外一些則可以是因為成長過程、環境因素所造成。如果要探討、歸納這些問題，勢必要進行繁浩的工程，但是如果以陰陽五行的觀念來做概括，則便有其規則可以依循。

在《靈樞・陰陽二十五人》一篇中，依照人類體型的特徵，對應陰陽五行各別的屬性，將其歸類為五大類型，即：木、火、土、金、水五種。其中，木形人以足厥陰肝，火形人以手少陰心，土形人以足太陰脾，金形人以手太陰肺，水形人以足少陰腎，為各形人最典型的代表。每一類型又可依其特異，再細分為五，如此五五二十五，配以五音：角、徵、宮、商、羽，做為命名，便產生了二十五種在名稱、體質、身形、五官相貌、性情好惡，等等各方面不相同的類型。二十五種類型中，除了存在著相異的特性外，同一大類的五種分型，彼此也有共同的特徵。

上述二十五種不同特質的型態，因為分別受五行偏盛的影響，所以產生特有的體質，同時也會有某一方面較弱而容易致病的現象。這也說明了每個個人，均有其先天特有的體質，及稟賦的差異性，治病用藥也因此必須要因人制宜；同一種病，發生在不同體質的人身上，就有可能會有不同的病情轉變，其結果也往往相差甚遠。

透過這一種的觀察方法，掌握具體的印象，才可能採取最為適當的措施，給予補強去弱，並且在日常的生活及作息上，隨時調整自身，藉以達到最佳的律動。因此，每一個人都必須被視為是獨特的，每一種治療方法，包括針灸、湯藥、拔罐、按蹻、導引等等方法，也必須是為其特別「量身訂做」。醫者如果能在一開始就重視到病人間的差異性，也就能及早為病人保存真氣了。這也是中國傳統醫學中，非常重視的一種理念。

然而，人類體質的差異性本來就極大，種族間的遺傳基因，所導致的差別更是複雜，僅以五行分類，絕難概括全部，臨床上也難有完全符合形態特質的人，這是必然可知的；所以，唯有透過歸納整理，在異中求同，掌握具體意涵，而非逐字對應、畫地自限，才是學習的正確態度。

1 木形人

《靈樞・陰陽二十五人》：「木行之人，比于上角似於蒼帝，其為人蒼色，小頭，長面大肩背直身小，手足好。有才，勞心少力多憂，勞於事，能春夏不能秋冬感而病生。足厥陰，佗佗然，大角之人比於左足少陽，少陽之上遺遺然。左角之人比於右足少陽，少陽之下隨隨然。釱角之人，比於右足少陽，少陽之上推推然。判角之上比於左足少陽，少陽之下栝栝然。」

木形人典型的共同特徵是：皮膚的氣色呈現較為蒼白，頭形較小，臉形較長，肩膀寬闊廣大，背部挺直，身材小，手足四肢較為靈活，有才幹，心智能力強，體力卻較不足，屬於腦力工作者居多，喜歡思考，比較容易憂慮傷神，勤於公事。

對於季節的適應性而言，比較安適於春、夏的季節，而比較無法安適於秋、冬兩季，甚至如果感受到秋、冬寒涼的氣候，就比較容易生病。

以上就是木形人的特徵。另外，木形人又分為五類；因為木主足厥陰肝經及足少陽膽經，一者為陰，一者為陽，五音中相應於角音，所以五類分別的名稱及特徵是：

上角

屬足厥陰經。這也是木形人最具典型的類型，因為足厥陰肝屬五臟，五臟為陰，陰為本的緣故。其特徵符合前面所列舉的各項。這一類人的個性，顯得較為雍容優雅，怡然自得，一般來說比較不會有慌張失措或倉卒行事的現象。

大角

屬左側足少陽經之上。也就是說這一類型的人，具有足少陽經在人體上部的生理特徵，主要是在兩頰的髯毛及頤下的鬚，氣血充盛者。兩髯連鬚長而美。如果血多氣少，則鬚髯美而短。血少氣多，則兩頰雖有髯，卻顯得稀疏。如果血氣皆少者，則鬚髯全無生長。體質上，較容易因感受寒濕，而生痺證及骨痛、爪甲乾枯等病症。這一類人的個性，一般來說，較為柔和退讓，不會與人爭先搶功。

左角

屬右側足少陽經之下。也這就是說這一類型的人，具有足少陽經在人體下部的生理特徵，主要是在小腿的毫毛及外踝，氣血充盛者，小腿的毫毛美而且長，外踝也顯得肥大豐滿。如果血多氣少，則小腿毫毛美而短，外踝的皮膚堅實而厚。血少氣多，則小腿的毫毛顯得較為稀疏，外踝的皮膚也較薄而且軟。如果血氣皆少者，則小腿毫毛全無，外踝的形狀也是瘦薄而且沒有什麼肌肉。這一類人的個性，一般來說，較為柔順，重視和諧，容易遷就，凡事大都順著群體的意思而行動，不大會特立獨行或標新立異，也比較不會和人作對或是對立。

釱角

屬右側足少陽經之上。即具有足少陽經在人體上部的生理特徵，此一部分，可對照參考大角類型的人。而釱角這一類人的個性，相對於前面幾種人，就顯得較為積極前進，行事風格也比較開放。

判角

屬左側足少陽經之下。也這就是說這一類型的人，具有足少陽經在人體下部的生理特徵，此一部分，可對照參考左角類型的人。判角類型的人，個性及行事風格比較屬於有原則、方正、不取巧、也不會徇私的類型，更不會人云亦云，逢迎或盲從。

木形人

共同特徵：氣色較蒼白、頭小、臉長、肩闊、背直、身小、手足靈活有才幹、勞心多、體力不足、較適應春夏季，秋冬季較易生病。

分類	屬經別	個性	特徵表現
上角	足厥陰經	雍容優雅 怡然自得	參考共同特徵
大角	左側足少陽經之上	柔和退讓 不爭功	兩頰髯毛 頤下的鬚
左角	右側足少陽經之下	柔順和諧 易遷就	小腿毫毛 外踝
釱角	右側足少陽經之上	積極前進 開放	兩頰髯毛 頤下的鬚
判角	左側足少陽經之下	有原則、方正 不逢迎盲從	小腿毫毛 外踝

2 火形人

《靈樞．陰陽二十五人》：「火形之人，比於上徵，似於赤帝。其為人赤色廣䏲脫面小頭，好肩背，髀腹小手足，行安地疾心，行搖肩背肉滿。有氣輕財少信多慮，見事明好顏，急心不壽暴死。能春夏不能秋冬，秋冬感而病生，手少陰核核然。質徵之人，比於左手太陽，太陽之上，肌肌然，少徵之人比於右手太陽，太陽之下慆慆然，右徵之人比於右手太陽，太陽之上鮫鮫然。徵判之人，比於左手太陽，太陽之下支支頤頤然。」

火形人典型的共同特徵是：皮膚的氣色呈現較為紅赤，頭形較小，臉形較瘦，肩膀及背脊的肌肉，比較豐隆而且寬廣，肩背髀腹等各個部位都很勻稱，手足四肢相對地比較小。走路時，腳步給人的感覺很安穩，並且似乎沒有什麼聲音；肩膀在行進的時候，會有擺動的感覺；性情比較急，行事作為很有魄力；注重外表，喜歡追求美麗的東西，對錢財較不注重，容易對事情不放心因而產生疑慮。因為性情過於急躁，所以一般都不會有很高的歲壽，並且比較容易感受暴病而死。

對於季節的適應性而言，與木形人相似，比較安適於春、夏的季節，而比較無法安適於秋、冬兩季，如果感受到秋、冬寒涼的氣候，就比較容易生病。

以上就是火形人的特徵。另外，火形人又分為五類；因為火主手少陰心經及手太陽小腸經，一者為陰，一者為陽，五音中相應於徵音，所以五類分別的名稱及特徵是：

上徵

屬手少陰經。這也是火形人最具典型的類型，因為手少陰心屬五臟，五臟為陰，陰為本的緣故。其特徵符合前面所列舉的各項。這一類人的個性，在做人處世的態度方面，顯得比較真實，而且表裡較為一致，不會掩飾自己的好惡。

質徵

屬左側手太陽經之上。也就是說這一類型的人，具有手太陽經在人體上部的生理特徵，主要是在面部的肌肉及色澤，氣血充盛者，則鬚髯較多，並且面的肌肉平滿，均勻有致。如果氣血皆不足者，則面形瘦削，臉色也會顯得晦暗枯槁。這一類人的行為舉止，表現得比較膚淺、突兀，談吐也顯得比較直接，沒有修飾及深度。

少徵

屬右側手太陽經之下。也就是說這一類型的人，具有手太陽經在人體下部的生理特徵，主要是表現在手掌的部分，氣血充盛者，則手掌的肌肉較為豐厚。反之；如果氣血皆少者，則手掌的肌肉就比較瘦薄，並且時常是冰冷的。這一類人的個性，比較樂觀，常常處在歡喜愉悅的情緒。

右徵

屬右側手太陽經之上。即具有手太陽經在人體上部的生理特徵，此一部分，可對照參考質徵類型的人。右徵類型的人，個性及行事風格，一般而言，是屬於凡事想要超前、而不願意屈居人後的。

徵判

屬左側手太陽經之下。也這就是說這一類型的人，具有手太陽經在人體下部的生理特徵，此一部分，可對照參考少徵類型的人。徵判類型的人，給人的感覺似乎是沒有煩惱，也不太會有憂愁，常常是過著比較輕鬆無拘束的生活。

火形人

共同特徵：氣色較紅赤、頭小、臉瘦、肩豐廣、肩背髀腹勻稱、手足四肢較小、步伐安穩靜聲、性情急多疑輕錢財、易感受暴病而死、較適應春、夏季，秋、冬季較易外感生病。

分類	屬經別	個性	特徵表現
上徵	手少陰經	表裡一致	參考共同特徵
質徵	左側手太陽經之上	行為舉止較膚淺談吐直接，不修飾	面部肌肉色澤
少徵	右側手太陽經之下	個性樂觀 歡喜愉悅	手掌部位
右徵	右側手太陽經之上	不願屈居人後	面部肌肉色澤
徵判	左側手太陽經之下	無憂無慮 輕鬆怡然自得	手掌肌肉及色澤

3 土形人

《靈樞·陰陽二十五人》：「土形之人，比於上宮，似於上古黃帝，其為人黃色圓面、大頭、美肩背、大腹、美股脛、小手足、多肉、上下相稱行安地，舉足浮。安心，好利人不喜權勢，善附人也。能秋冬不能春夏，春夏感而病生，足太陰，敦敦然。大宮之人比於左足陽明，陽明之上婉婉然。加宮之人，比於左足陽明，陽明之下坎坎然。少宮之人，比於右足陽明，陽明之上，樞樞然。左宮之人，比於右足陽明，陽明之下，兀兀然。」

土形人典型的共同特徵是：皮膚的氣色呈現較為黃，頭形較大，臉面呈圓形，肩膀及背部很健壯，腹部大，下肢由大腿到足脛，肌肉都十分結實，手足較為粗短而厚實，身體的上下部比例頗為均等，走路的時候，腳離開地面不高，步伐穩重而輕快，時常能夠保持心情在安定的狀態，喜歡幫助別人，並且善於與人結交，或做有利於他人的事情，而不喜歡權勢，或與權勢相交。

對於季節的適應性而言，比較安適於秋、冬的季節，而比較無法安適於春、夏兩季，如果感受到春、夏溫熱的氣候，就比較容易生病。

以上就是土形人的特徵。另外，土形人又分為五類，因為土主足太陰脾經及足陽明胃經，一者為陰，一者為陽，五音中相應於宮音，所以五類分別的名稱及特徵是：

上宮

屬足太陰經。這也是土形人最具典型的類型，因為足太陰脾屬五臟，五臟為陰，陰為本的緣故。其特徵符合前面所列舉的各項。這一類人的個性，顯得比較敦厚、誠懇。

大宮

屬左側足陽明經之上。也就是說這一類型的人，具有足陽明經在人體上部的生理特徵，主要是在兩頰、口唇四周、及鬍毛，氣血充盛者，兩頰的鬍毛生長的較為長而且美。如果血少氣多，則鬍毛生長的較短。氣少血多，則兩頰雖有鬍，卻顯得稀疏。如果血氣皆少者，則完全沒有鬍毛，並且在口唇的四周，可以見到許多的皺紋。此外，這一類人的個性，一般都表現的較為溫和、恭順，遇事也較能夠圓融應變。

加宮

屬左側足陽明經之下。也就是說這一類型的人，具有足陽明經在人體下部的生理特徵，主要是在陰毛及足趾，氣血充盛者，陰毛的生長較為茂密而長，並且可生長到胸部。如果血多氣少，則陰毛會生長得短而美，最長可延生分布到肚臍一帶，在走路的時候，會將兩腳提得較高，足趾的肌肉較少，而且兩腳時常會覺得冷。血少氣多，則下肢就容易發生凍瘡一類的疾病。如果血氣皆少者，則可能會完全沒有陰毛，或是有陰毛但是卻很稀疏、乾枯而失去光澤，此外，兩足時常發生軟弱無力、寒冷、或是麻痺的情形。這一類人的個性，行事作風都顯得比較老成、持重，或是較為莊重沉穩。

少宮

屬右側足陽明經之上。也就是說這一類型的人，具有足陽明經在人體上部的生理特徵，此一部分，可對照參考大宮類型的人。少宮類型的人，處事較為圓融，言行舉止也大都比較婉轉，不會冒失唐突，或是直言不諱。

左宮

屬右側足陽明經之下。也就是說這一類型的人，具有足陽明經在人體下部的生理特徵，此一部分，可對照參考加宮類型的人。左宮類型的人，一般來說，比較勤勞，容易專注於一件事情上，不會畏懼困難，生活作息也較為精進勤勉。

土形人

共同特徵：氣色較黃、頭大、臉圓、肩背健壯、腹部較大、手足粗短厚實、下肢肌肉結實、步伐隱重、喜助人善交往及利他、不喜結交權勢，較適應秋、冬季；春、夏季較易外感生病。

分類	屬經別	個性	特徵表現
上宮	足太陰經	敦厚誠懇	參考共同特徵
大宮	左側足陽明經之上	溫和恭順 圓融應變	兩頰、口唇周圍及鬚毛
加宮	左側足陽明經之下	行事老成、持重 莊重沉穩	陰毛及足趾
少宮	右側足陽明經之上	處事圓融婉轉 不冒失	兩頰、口唇周圍及鬚毛
左宮	右側足陽明經之下	勤勞專注 不畏困難	陰毛及足趾

4 金形人

《靈樞・陰陽二十五人》：「金形之人比於上商，似於白帝，其為人方面白色、小頭、小肩背小腹、小手足如骨發踵外，骨輕。身清廉，急心靜悍，善為吏，能秋冬，不能春夏，春夏感而病生。手太陰敦敦然，釱商之人比於左手陽明，陽明之上，廉廉然。右商之人，比於左手陽明，陽明之下脫脫然。左商之人比於右手陽明，陽明之上監監然。少商之人，比於右手陽明，陽明之下，嚴嚴然。」

金形人典型的共同特徵是：皮膚的氣色呈現較為白，頭形較小，臉面呈方形，肩膀、背部及腹部都比較小，手足四肢也都較小，足根的部分卻非常堅韌厚實，像是另外有骨骼生長在跟骨外部一樣，整個人的骨架很堅固，行動也很輕快，全身時常都透發著一種清白廉潔的感覺，性情較為急躁，卻也能沉著堅毅，擅長於應付必須果決處斷的公務。

對於季節的適應性而言，與土形人相似，比較安適於秋、冬的季節，而比較無法安適於春、夏兩季，如果感受到春、夏溫熱的氣候，就容易生病。

以上就是金形人的特徵。另外，金形人又分為五類，因為金主手太陰肺經及手陽明大腸經，一者為陰，一者為陽，五音中相應於商音，所以五類分別的名稱及特徵是：

上商

屬手太陰經。這也是金形人最具典型的類型，因為手太陰肺屬五臟，五臟為陰，陰為本的緣故。其特徵符合前面所列舉的各項。這一類人的個性，一般而言，較為堅毅不拔，不輕易屈服，比較能貫徹目標。

鈦商

屬左側手陽明經之上。也就是說這一類型的人，具有手陽明經在人體上部的生理特徵，主要是在上唇的髭鬚，氣血充盛者，則髭鬚生長得很華美。如果血少氣多，則髭鬚就顯得枯焦醜惡。如果是血氣皆少者，就會無法長出髭毛。此外，這一類人的個性，屬於比較會自我約束，潔身自好，不會受到他人或外在環境的影響，而上下沉浮。

右商

屬左側手陽明經之上。也就是說這一類型的人，具有手陽明經在人體下部的生理特徵，主要是在腋下的腋毛，及手掌魚際部分的肌肉，氣血充盛，則腋下的腋毛，生長茂盛而美，手掌魚際部分的肌肉，也常能保持溫暖。如果氣血皆少，則腋下的腋毛，生長稀疏而短少，手掌魚際部分的肌肉，也會顯得瘦薄，並且時常是冰冷或不暖和。這一類人的性情，常常令人有一種較為瀟灑，或是所謂的：「拿得起，放得下。」不會有太多的牽掛，或拖泥帶水的性格。

左商

屬右側手陽明經之上。也就是說這一類型的人，具有手陽明經在人體上部的生理特徵，此一部分，可對照參考鈦商類型的人。此外，左商類型的人，處事較為精明幹練，能夠明察細判，不會籠統概括、含糊其事。

少商

屬右側手陽明經之下。也就是說這一類型的人，具有手陽明經在人體下部的生理特徵，這一部分，可對照參考右商類型的人。少商類型的人，個性及做事方面，較為嚴肅，神情及態度，會給人有一種莊重、肅穆的感覺，比較不會與人嘻笑吵鬧。

金形人

共同特徵：氣色較白、頭小、臉方、肩背腹部較小、手足四肢較小、足跟堅韌、骨架堅固、行動輕快、性情急躁卻沉著堅毅、做事果決處斷，較適應秋、冬季；春、夏季較易外感生病。			
分類	屬經別	個性	特徵表現
上商	手太陰經	堅毅不拔 不易屈服	參考共同特徵
釱商	左側手陽明經之上	自我約束 潔身自好	上唇的鬍鬚
右商	左側手陽明經之下	瀟洒 不拖泥帶水	腋毛及手掌魚際部的肌肉
左商	右側手陽明經之上	處事精明幹練 明察細判	上唇的鬍鬚
少商	右側手陽明經之下	做事態度嚴肅 莊重、肅穆	腋毛及手掌魚際部的肌肉

5 水形人

《靈樞・陰陽二十五人》：「水形之人，比於上羽，似於黑帝，其為人，黑色面不平，大頭廉頤，小肩大腹動手足，發行搖身下尻長，背延延然。不敬畏善欺紿人，戮死。能秋冬不能春夏，春夏感而病生。足少陰汗汗然。太羽之人，比於右足太陽，太陽之上，頰頰然。少羽之人，比於左足太陽，太陽之下紆紆然。眾之為人，比於右足太陽，太陽之下潔潔然。桎之為人，比於左足太陽，太陽之上安安然。」

水形人典型的共同特徵是：皮膚的氣色呈現較為黑，頭形較大，後腮部位呈現方稜形，面部有凹陷，臉部的肌肉不平滿，肩膀較為窄小、腹部比較大，手足四肢喜歡動，走路時會擺動身體，全身比例自腰以下到尻顯得較長，背部看起來也較一般人長。個性比較叛逆，不相信權威，也不遵行禮教，遇事較不懼怕，並且慣長於欺瞞他人。也因為如此，常會發生意外，觸犯刑事，或是招致殺身之禍的情形。

對於季節的適應性而言，與土形人及金形人相似，比較安適於秋、冬的季節，而比較無法安適於春、夏兩季，如果感受到春、夏溫熱的氣候，就容易生病。

以上就是水形人的特徵。另外，水形人又分為五類，因為水主足少陰腎經及足太陽膀胱經，一者為陰，一者為陽，五音中相應於羽音，所以五類分別的名稱及特徵是：

上羽

屬足少陰經。這也是水形人最具典型的類型，因為足少陰腎屬五臟，五臟為陰，陰為本的緣故。其特徵符合前面所列舉的各項。這一類人的個性，一般而言，比較會有公私不分的情形，在行為上，也容易有不清白及不夠廉潔的現象發生。

太羽

屬右側足太陽經之上。也就是說這一類型的人，具有足太陽經在人體上部的生理特徵，主要是在眉毛及面部的肌肉，氣血充盛，則眉毛生長茂密，並且在眉毛中間，會有比較長的毫毛生出。如果血多氣少，則眉毛就會長得枯敗醜惡，沒有光澤，並且在臉上的肌肉，會有許多的細紋。血少氣多，則臉上會多肉。如果血氣和順的話，臉上的氣色就可以顯出潤澤。這一類人的個性，一般而言，時常是讓人覺得臉上帶有得意的神情。

少羽

屬左側足太陽經之下。也就是說這一類型的人，具有足太陽經在人體下部的生理特徵，主要是在後腳跟，氣血充盛，則後腳跟的肌肉，就顯得充實豐厚，皮膚也很結實。如果氣少血多，則後腳跟的肌肉，就顯得瘦薄無肉，足跟著地時也會令人覺得輕浮空虛。如果血氣皆少，則就容易時常發生抽筋、或扭傷，及足跟痛的情形。此外，這一類人的個性，容易讓人覺得拐彎抹角、缺乏坦率，並且無法和人開誠佈公。

眾羽

屬右側足太陽經之下。也就是說這一類型的人，具有足太陽經在人體下部的生理特徵。此一部分，可對照參考少羽類型的人。眾羽類型的人，性情較為坦白，也比較懂得潔身自好的道理。

桎羽

屬左側足太陽經之上。也就是說這一類型的人，具有足太陽經在人體上部的生理特徵。此一部分，可對照參考太羽類型的人。桎羽類型的人，心境比較安定，胸襟也較為寬廣，凡事都能夠坦然面對。

水形人

共同特徵：氣色較黑、頭大、後腮方稜、面凹陷、臉部肌肉不平滿、肩窄小、腹部較大、手足四肢喜動、全身腰以下較長、背長、個性叛逆、不遵禮教、長於欺瞞、易觸法、招殺身之禍，較適應秋、冬季；春、夏季較易外感生病。

分類	屬經別	個性	特徵表現
上羽	足少陰經	公私不分 不廉潔	參考共同特徵
太羽	右側足太陽經之上	時常揚揚得意的樣子	眉毛及面部肌肉
少羽	左側足太陽經之下	拐彎抹角 缺乏坦率	後腳跟
眾羽	右側足太陽經之下	性情坦白 潔身自好	後腳跟
桎羽	左側足太陽經之上	心境安定 胸襟寬廣	眉毛及面部肌肉

第八章
夢境

導論

自古至今，人類就對於作夢及夢境，有著許多的討論及臆測。在各民族的文化中，甚至因而衍生出其特有的占夢方法，企圖為夢境尋求合理的解釋。在當時，人們普遍都相信，夢境具有預告未來、顯示吉凶的作用。近世紀以來，科學家及心理學者，嘗試運用各種行為理論，或是企圖運用科學的方法，來解釋此一現象，然則，到目前為止，仍然所知有限，莫衷一是。

有些人透過作夢，紓解了現實生活的壓力，另一些人則透過夢境，而產生了創作、發明。這些事件，確實時常發生在我們自身，及週遭的人們。目前已有專家主張，透過夢境的輔導，進行輔助某些病人，藉以減輕、或是去除一些痛苦，或者是障礙。另一方面，宗教家及詩人，則常以夢來譬喻人生，勸人去除執相，謂：「人生如夢」、「戲夢人生」、「浮生若夢」及「一切有為法，如夢幻泡影」，等等皆是。

不管人們認為：夢境是基於欲望的壓抑，或是暗示及情境刺激的作用；是僅限於大腦的運作，或者是身體其他各個器官的共同參與所造成；還是妖魔精怪的作祟，還是神魂遊歷太虛的關係……作夢及夢中的事物及情節，確實已對現實生活造成一定的影響。《黃帝內經》在《靈樞．淫邪發夢》篇中，對於產生夢境的原因，及夢境所代表的意義，以中醫特有的觀念，跳脫神怪吉凶的思考模式，從生理和疾病的角度提出說明，或許可以給予我們在眾多說法及臆測之下，加入另一種思考的方向。

1 夢的發生

《靈樞．淫邪發夢》：「黃帝曰：願聞淫邪泮衍，奈何？岐伯曰：正邪從外襲內，而未有定舍，反淫於臟，不得定處，與營衛俱行，而與魂魄飛揚，使人臥不得安而喜夢；氣淫于腑，則有餘于外，不足於內；氣淫于臟，則有餘于內，不足于外。」

當人體在日常生活中，受到各種內在及外在的刺激時，這些刺激會先進入到體內。此時，還不會有固定的地方可供依附，這些刺激因素，就會在人體內四處遊走，因而干擾到臟腑，同時也會與人體中的營氣、衛氣相偕而行，進而與魂魄四處飛揚，使人睡不安穩，因而發生夢魘。

如果這些刺激因素，干擾到六腑的部分，就會造成外在的陽氣有餘，而內部的陰氣不足的現象。相反地，如果這些刺激因素，干擾到五臟的部分，就會造成內在的陰氣有餘，而外部的陽氣不足的現象。這是因為六腑在外為陽，五臟在內為陰，一旦陽受邪，則陽盛於外，陽盛則陰弱，盛則為有餘，弱則為不足。反之，如果陰受邪，則陰獨盛於內，陰盛則陽弱，盛則為有餘，弱則為不足，道理是一樣的。

2 邪氣過盛的夢

《靈樞・淫邪發夢》：「黃帝曰：有餘不足，有形乎？岐伯曰：陰氣盛，則夢涉大水而恐懼；陽氣盛，則夢大火而燔焫；陰陽俱盛，則夢相殺。上盛則夢飛，下盛則夢墮；甚饑則夢取，甚飽則夢予；肝氣盛，則夢怒，肺氣盛，則夢恐懼、哭泣、飛揚；心氣盛，則夢善笑恐畏；脾氣盛，則夢歌樂，身體重不舉；腎氣盛，則夢腰脊兩解不屬。凡此十二盛者，至而瀉之，立已。」

上一段所提到的，有餘與不足的現象，會具體的在夢中呈現出來，首先是過盛時常會發生的夢境：

陰氣盛的時候：就容易夢到有關涉過洪水、渡過湍急的河流並且心生畏懼、恐怖的事件。

陽氣盛的時候：就容易夢到大火燃燒，或是火災一類的事件。

陰陽俱盛的時候：就容易夢到和人相互殺伐、砍殺的事情。

身體上半部盛時：會有類似向上飛起來，或是飛翔的夢。

身體下半部盛時：會有類似向下墜落，或是下降的夢。

非常饑餓的時候：會夢到拿東西進來。

起來。

非常飽的時候：會夢到把東西送出去。

肝氣盛的時候：會夢到自己在生氣。

肺氣盛的時候：會夢到自己很恐懼、害怕，或是哭泣。還會夢見自己飛揚升高

心氣盛的時候：會夢到自己時常發笑，或是害怕恐懼。

脾氣盛的時候：會夢到自己在唱歌，或是身體沉重，無法舉動。

腎氣盛的時候：會夢到自己的腰脊，好像分開來一樣。無法連在一起。

以上，是十二種偏盛情形所造成的夢，一旦出現這些現象，應該立即用針，採用瀉法加以治療，就能立刻產生效果，並且停止夢的繼續發生。

3 正氣不足的夢

《靈樞．淫邪發夢》：「厥氣客於心，則夢見丘山煙火；客於肺，則夢飛揚，見金鐵之奇物；客於肝，則夢山林樹木；客於脾，則夢見丘陵大澤，壞屋風雨；客於腎，則夢臨淵，沒居水中；客於膀胱，則夢遊行；客於胃，則夢飲食；客於大腸，則夢田野；客於小腸，則夢聚邑衝衢；客於膽，則夢鬥訟自刳；客於陰器，則夢接內；客於項，則夢斬首；客於脛，則夢行走而不能前，及居深地窌苑中；客於股肱，則夢禮節拜起；客於胞脜，則夢溲便。凡此十五不足者，至而補之立已也。」

如果是正氣不足，導致邪氣入侵的夢，則容易會有如下的夢境：

邪氣侵入心時：就容易夢到山丘，及煙火之類的景象。

邪氣侵入肺時：就容易夢到飛揚，或是升高的景象。也容易夢見形狀怪異而奇特的金屬鐵器。

邪氣侵入肝時：就容易夢到深山樹林，或是樹木茂密的景象。

邪氣侵入脾時：就容易夢到丘陵、水澤、湖泊，等窪溼的地形。也容易夢見破舊、毀壞的房屋，受風吹雨打的景象。

邪氣侵入腎時：就容易夢到置身於極深的水中，或是淹沒在水底下。

邪氣侵入膀胱時：就容易夢到遊行，或是漫遊的場面。

邪氣侵入胃時：就容易夢到進食、吃食物的情形。

邪氣侵入大腸時：就容易夢到耕作的地方，農田及野外。

邪氣侵入小腸時：就容易夢到置身於人群擁塞的街道，或交通繁忙的都會。

邪氣侵入膽時：就容易夢到鬥毆、爭執、訴訟，或是自己剖開腹部的景象。

邪氣侵入生殖器時：就容易夢到性交的景象。

邪氣侵入頸項部時：就容易夢到斬首、斷頭的情形。

邪氣侵入足脛部時：就容易夢到想要走路卻走不動、或無法前進的情形。也容易夢見置身在很深的地坑，或是地窖裡。

邪氣侵入大腿及手臂、肘部時：就容易夢到像是行禮隆重的場面，行或跪或拜的禮儀。

邪氣侵入膀胱及直腸時：就容易夢到大便及小便的情形。

以上，是十五種偏虛情形所造成的夢，一旦出現這些現象，應該立即用針，採用補法加以治療，就能立刻產生效果，並且停止夢的繼續發生。

第九章

飲食

導論

人體每日藉由飲食，攝入所需的熱量及營養物質，藉以維持生理功能的正常運作，保持生命的持續進行。

然而，這些食物進到體內以後，有些對人體卻未必是有助益的，或者是對某些臟腑而言，反而是有害的。

近年來，許多相關的研究及營養資訊，也常報導哪些食物對人有益，哪些營養素可以做為治療、或能預防某些疾病。

正當這些觀念如雨後春筍般紛紛出現時，一般人剛開始多半能積極的接受這些新知，但是當這些訊息累積到一定程度時，人們卻常常會因為必須面對大量而複雜的資訊，而開始產生茫然的感覺，更因為無從記憶這麼多的飲食規則，反而不知從何處著手。

在傳統醫學的理論中，透過五味入五臟，以及太過不及的勝乘、敗侮，生剋制化的五行陰陽觀念，以簡馭繁，讓每個人在日常生活中都能方便遵行，易於記憶，充分掌握飲食的宜忌。

此外，針對某一臟腑的特定養生藥膳，除了應考慮臟腑的虛實寒熱，選擇使用具有功效的藥材及食材之外，仍要調和五味，或者佐以酸甘，或者調以苦鹹，藉以加強藥效，加速藥力的吸收，如此才能完整發揮飲食養生，祛病延年的效果。

1 五味與臟腑的關係

《素問・宣明五氣》：「五味所入：酸入肝、辛入肺、苦入心、鹹入腎、甘入脾，是為五入」

《素問・至真要大論》：「夫五味入胃，各歸所喜攻，酸先入肝，苦先入心，甘先入脾，辛先入肺，鹹先入腎。久而增氣，物化之常也；氣增而久，夭之由也。」

五味即酸、苦、甘、辛、鹹，五種味道，五味可以概括飲食的所有滋味，並且有其特別的影響。各種食物吃進人體以後，首先進入到胃，然後再依照五味的屬性，歸入個別的五臟，其中，酸味先入肝，苦味先入心，甘味先入脾，辛味先入肺，鹹味先入腎。如此，五種滋味，充實五臟，藉以提供五臟所必須的營養精華。經歷一段時日以後，營養精華逐漸累積，五臟臟氣便能增強。這是好的現象，但是，如果五味的攝取不均衡，導致某一臟的臟氣過盛，日久之後，造成五臟失去平衡的態勢，反而就成了致病的原因了。

《素問・至真要大論》：「五味陰陽之用何如？岐伯曰：辛甘發散為陽，酸苦涌泄為陰，鹹味涌泄為陰，淡味泄為陽。六者或收或散，或緩或急，或燥或潤，或軟或堅，以所利而行之，調其氣使其平也。」

五味除了有個別先入五臟的關係之外，還有其各自的特性，及相合之後所產生的作用，臨床上可以做為治療的應用。如果以陰陽的特性來概括，則辛、甘味性質屬於發散，所以偏屬於陽。酸、苦、鹹味性質則屬於涌泄，所以偏屬於陰。淡味一般歸屬於五味中的甘味，性質偏於滲泄，所以也屬於陽。另外；還有澀味，通常都認為與酸味相近，性質則偏於收澀。上述七種味道，因為淡味從甘，澀味從酸，所以一般仍以五味稱之。

五味的個別特性則分別列於下表。

五味	作用
酸味	具有收斂的作用
苦味	具有降瀉、乾燥的作用
甘味	具有補益、緩和的作用
辛味	具有發散的作用
鹹味	具有軟堅的作用
淡味	具有利尿、去濕的作用
澀味	具有止瀉、固脫的作用

2 五味太過的影響

《素問．生氣通天論》：「陰之所生，本在五味；陰之五宮，傷在五味。是故味過於酸，肝氣以津，脾氣乃絕。味過於鹹，大骨氣勞，短肌，心氣抑。味過于甘，心氣喘滿，色黑，腎氣不衡。味過於苦，脾氣不濡，胃氣乃厚。味過於辛，筋脈沮弛，精神乃央。是故謹和五味，骨正筋柔，氣血以流，腠理以密，如是則骨氣以精。謹道如法，長有天命。」

《素問．五臟生成》：「是故多食鹹，則脈凝泣而變色；多食苦，則皮槁而毛拔；多食辛，則筋急而爪枯；多食酸，則肉胝䐢而唇揭；多食甘，則骨痛而髮落，此五味之所傷也。故心欲苦，肺欲辛，肝欲酸，脾欲甘，腎欲鹹，此五味之所合也。」

人體五臟中所藏的陰精，為維持五臟健康的基礎物質，而陰精即是五味滋養所變化生成的，然而五味過度的攝取，卻會傷及五臟，導致五臟中的陰精耗損。舉例而言：

酸味

飲食中如果過度攝取酸味的食物，則因為酸味主入肝，所以肝臟受到過度滋養，導致肝氣過盛，會剋害脾土，最終導致脾氣受損、脾土敗絕。

此外，飲食過多的酸味，還會引起肌肉變厚及堅硬，嘴唇也會向外翻，像是掀起來一樣。這也是因為肝木乘旺，刑剋脾土，而脾主肌肉，其表現在唇的關係，《素問．五臟生成》：「脾之合肉也，其榮唇也，其主肝也。」

鹹味

飲食中如果過度攝取鹹味的食物，就會導致全身的大骨如肩、腰、脊、膝等受到損傷，進而牽連到肌肉的正常伸展，並且會使心氣受到抑制。這是因為鹹味主入腎，腎主骨，腎水過度，剋制心火的緣故。

此外，飲食過多的鹹味，還會引起血脈凝結而阻澀，面色也會改變，呈現較黑的色澤。這也是因為腎水乘旺，刑剋心火，而心主血脈，其表現為人體的氣色方面的緣故，《素問．五臟生成》：「心之合脈也，其榮色也，其主腎也。」

甘味

飲食中如果過度攝取甘味的食物，則因為甘味主入脾，可以引起脾土的壅滯，脾胃居人體的中焦，中焦則位於心下，中焦氣實，導致心氣受迫而發生喘滿。此外；脾土盛會乘剋腎水，腎氣如果受傷，則使人氣色變黑，腎氣也會失去正常。

此外，飲食過多的甘味，還會引起骨骼的損傷、疼痛，並且容易掉頭髮。因為脾土受甘味滋養，過旺則剋害腎水，而腎主骨，其表現為髮的關係，《素問．五臟生成》：「腎之合骨也，其榮髮也，其主脾也。」

苦味

飲食中如果過度攝取苦味的食物，就會使脾土過燥，胃氣則會過於厚實，這是因為苦能燥濕的緣故。脾為陰土，喜潤而惡燥，過燥則容易傷脾，胃為陽土，宜燥忌濕，過燥則胃氣轉盛，而產生燥實、脹滿的現象。

此外，飲食過多的苦味，還會引起皮膚乾燥老化、多皺紋，以及體毛容易脫落的現象。因為苦味入心，心火盛，則剋肺金，而肺主氣及皮毛的關係，《素問．五臟生成》：「肺之合皮也，其榮毛也，其主心也。」

辛味

飲食中如果過度攝取辛味的食物，則因為辛味主入肺，就會導致肺氣過盛，進而刑剋肝木。肝主筋，肝木受剋則筋脈將失去濡養，所以導致筋脈縱弛。此外，辛味性質發散，過度食用也會令人耗氣傷神。

此外，飲食過多的辛味，還會引起筋拘急，爪甲枯敗、斷裂等的疾病。這是因為肺金得辛味則旺，太過則剋害肝木，而肝主筋，其表現為爪甲的緣故，《素問・五臟生成》：「肝之合筋也，其榮爪也，其主肺也。」

上述都是五味過度，對五臟所造成的傷害，然而就基本而言，心喜好苦味，肺喜好辛味，肝喜好酸味，脾喜好甘味，腎喜好鹹味。這是五臟原本的特色。

五味如果能調和適當，不要過度及偏頗，就能滋養人體，使骨骼端正，筋脈柔軟，氣血循環暢旺，腠理緻密，開合有度。如此，才能保有長壽。

3 五味的禁忌

《素問・宣明五氣》：「五味所禁：辛走氣，氣病無多食辛；鹹走血，血病無多食鹹；苦走骨，骨病無多食苦；甘走肉，肉病無多食甘；酸走筋，筋病無多食酸，是謂五禁，無令多食。」

五味過度所引起的弊病，之前已有提及。至於五味的運用又有哪些應該避免的禁忌？原因在哪裡呢？現在分述如下：

辛味：辛味性質發散屬陽，偏於走氣分，容易耗氣，所以氣病不宜進食過多的辛味。

鹹味：鹹味性質凝重屬陰，偏於走血分，容易令血凝滯，所以血病不宜進食過多的鹹味。

苦味：苦味性質降瀉屬陰，偏於走骨分，骨髓為腎精所化生，腎精以封藏為喜，所以骨病不宜進食過多的苦味。

甘味：甘味性質補益滯滿屬陽，偏於走肉分，容易使肌肉臃滯腫滿，所以肉病不宜進食過多的甘味。

酸味：酸味性質收斂屬陰，偏於走筋部，容易使筋脈拘急，所以筋病不宜進食過多的酸味。

以上就是五味禁用的基本原則，稱為「五禁」。

疾病	不宜多食	原因
氣病	辛	辛味走氣分，其性發散，能令氣耗散。
血病	鹹	鹹味走血分，其性凝重，能令血凝滯。
骨病	苦	苦味走骨分，其性降瀉，能令骨壞損。
肉病	甘	甘味走肉分，其性滯滿，能令肉臃滿。
筋病	酸	酸味走筋分，其性收斂，能令筋拘急。

4 熱病的飲食原則

《素問．熱論》：「帝曰：熱病已愈，時有所遺者，何也？岐伯曰：諸遺者，熱甚而強食之，故有所遺也。若此者，皆病已衰，而熱有所藏，因其穀氣相薄，兩熱相合，故有所遺也。帝曰：善。治遺奈何？岐伯曰：視其虛實，調其逆從，可使必已矣。帝曰：病熱當何禁之？岐伯曰：病熱少愈，食肉則復，多食則遺，此其禁也。」

當病人罹患熱性疾病初癒時，卻常常因為飲食的不當，而導致疾病留連不去，或是產生後遺症。這是因為熱性疾病在退去的過程中，體內仍有餘熱並未除去，倘使在這個時候，就讓病人勉強的多進飲食，則飲食與熱在體內相僵持而不下，就會再次產生熱；如同存有火星的餘灰，遇到乾草即能迅速燃燒起來一般。

這時候，採取的治療方法，首先是要觀察病情的虛實情形，再藉由疾病的順逆特性加以調治，例如：虛證則補，實證當瀉，有熱則清，在表則汗，熱重在裡則可以泄下，這樣就能夠使疾病完全去除。

至於熱性疾病的飲食禁忌則是：

不宜進食各種肉類食物，不然，則容易導致病情再度復發，甚至加重。

不可多食、飽食、或是勉強進食，否則將會使病邪羈留不去，或是產生各種後遺

症。

這就是熱性疾病飲食上的兩大禁忌。過度的補養對熱病病人而言，反而是有百害而無一益的。應以清淡的米粥，食勿過飽的原則，漸進的調養胃氣，直到脾胃運化正常，人體正氣回復，自然能病無所遺了。

第十章 情緒

導論

情緒似乎是與生具有的，早在胎兒時期，人們就可以觀察到胎兒喜怒哀樂的種種反應。在其他動物的身上，我們也可以發覺到牠們的情緒表現。唯一不同的是，動物的表情肌不像人類那麼發達，所以我們可能還須透過肢體語言的觀察，及動物的行為模式，才能確定牠們真實的意思。

人類雖然有豐富的表情肌群，可以任其作各種喜怒哀樂的表情，然而，通常在成年人的身上，卻並不完全如實的呈現。由於人類社會組織的發達，使得人與人之間的互動，比起地球上其他動物之間，可能都要來得複雜，各種的利害衝突、愛恨情仇，加上社會規範、道德教育，諸如背叛、自私、淫亂等等的罪惡感，及成功、傑出、優秀等等的壓力及期許，深植在人們的心理，於是人們普遍地變得不能、也不敢將真實的好惡情緒隨意的發洩；日積月累壓抑的結果，便足以令人氣機失調，精神失常，甚至引發疾病。

然則，情緒如果過度，也絕對有害於人體健康的。通常，一種過度的情緒反應，大都來源於先前的某一種情緒的壓抑，或者是轉移。因此，適當的情緒抒發，或藉由正確的方法，轉移情緒的焦點，是有其正面意義的。雖然說，情緒的過度或壓抑均會導致生病，但是，中醫理論則更進一步認為，許多的臟腑疾病會導致氣機失常，漸而令人脾氣大變，常常導致容易暴怒、悲傷，甚至沮喪、恐懼。有時候，還會使一個人的人格在短時間內產生很大的轉變。

中醫習慣上將情緒概分為七種，即：怒、喜、憂、思、悲、恐、驚。一般統稱為「七情」。「七情」的產生主要源自於肝、心、脾、肺、腎五臟，其中，怒發於肝，喜發於心，思則發於脾，憂、悲發於肺。恐、驚則是發於腎。而心臟又為五臟情志反映的主導，所以，《靈樞・邪客》曰：「心者，五臟六腑之大主也，精神之所舍也。」

人體致病的機理，大約可類分為三種：「內因」、「外因」、及「不內外因」。其中，「內因」就是指「七情」不調所造成的疾病。「外因」則是指風、寒、暑、濕、燥、火，六淫邪氣所造成的疾病。而「不內外因」則專指外傷或蟲獸咬傷、過度勞累或安逸、飲食不當等所造成的疾病。所以，「七情」的失調，確實是人體罹病及造成不壽的重大因素。

1 五志太過對五臟的影響

《素問・陰陽應象大論》：「人有五臟化五氣，以生喜怒悲憂恐。」，《素問・陰陽應象大論》、《素問・五運行大論》：「怒傷肝，悲勝怒」，「喜傷心，恐勝喜」，「思傷脾，怒勝思」，「憂傷肺，喜勝憂」，「恐傷腎，思勝恐」。

人體內有五臟，五臟皆能化生五氣，五氣則生出喜、怒、憂、悲、恐等各種情志。在《素問・陰陽應象大論》及《素問・五運行大論》等篇中，都有記載關於七情太過、內傷五臟、以及五志互勝的內容。

肝臟

肝所主的情志為「怒」，但是如果怒氣太過，就會傷及肝臟，引起諸如脅肋悶痛、急躁易怒、嘆氣、腹瀉、噁嘔、自律神經失調，婦女則可能會有乳房脹痛、經期紊亂等現象，嚴重者可以導致吐血、或者昏厥。「悲」為肺所主的情志，因為肺金能勝肝木，所以悲能勝過怒。

心臟

心所主的情志為「喜」，但是如果喜笑過度，就會傷及心臟，容易導致胸悶、氣短、心悸、怔忡、失眠、心神不安、善忘、語無倫次、或血壓異常等情形。「恐」為腎所主的情志，因為腎水能剋勝心火，所以恐能勝過喜。

脾臟

脾所主的情志為「思」，如果思慮過度，就會傷及脾臟，而產生諸如飲食停滯、食欲減低、睡眠品質下降、體力變差、頭暈目眩、貧血等，有關消化吸收、免疫能力、及造血功能低下的情形。「怒」則是肝所主的情志，因為肝木勝脾土，所以怒能勝過思。

肺臟

肺所主的情志為「憂」與「悲」，但是如果憂悲太過，就會傷及肺臟，因而可以導致胸悶、喘息、咳嗽、呼吸不暢、毛枯、皮皺、汗出不正常等病症。「喜」則是心所主的情志，因為心火能勝肺金，所以喜能勝過憂與悲。

腎臟

腎所主的情志為「恐」與「驚」，但是如果驚恐太過，就會傷及腎臟，因而產生諸如不安、遺尿、尿頻、泄瀉、遺精、滑精、健忘、耳鳴、重聽，或是腰脊痠痛、腿膝無力等症候。「思」則是脾所主的情志，因為脾土能勝腎水，所以思能勝過恐與驚。

2 五臟虛實引起的情志變化

《素問・調經論》：「岐伯曰：神有餘則笑不休，神不足則悲。」「氣有餘則喘咳上氣，不足則息利少氣。」「血有餘則怒，不足則恐。」「形有餘則腹脹，涇溲不利，不足則四肢不用。」「志有餘則腹脹飧泄，不足則厥。」

《靈樞・本神》：「肝藏血，血舍魂，肝氣虛則恐，實則怒。脾藏營，營舍意，脾氣虛則四肢不用，五藏不安，實則腹脹經溲不利。心藏脈，脈舍神，心氣虛則悲，實則笑不休。肺藏氣，氣舍魄，肺氣虛則鼻塞不利，少氣，實則喘喝胸盈仰息。腎藏精，精舍志，腎氣虛則厥，實則脹，五藏不安。必審五藏之病形，以知其氣之虛實，僅而調之也。」

肝藏血，魂則依血而存，肝氣虛損的時候，肝血不足，魂失所依，就容易產生恐懼的心理。如果是肝氣實，人就變得容易憤怒，這是因為肝本來所主的情志為怒的關係。

脾藏營陰，意念則依營陰而存，脾氣虛損的時候，四肢的活動就會變得困難，甚至無法運用，五藏的功能也會失去正常。這是因為脾主四肢，土載萬物，沖和四方的緣故。如果是脾氣實，就會有腹脹、經期不調、大小便不利的現象；因為脾具有運化水濕、統攝血液、運化水穀的功能。

心藏脈，神則依脈而存，心氣虛損的時候，血脈失養，神失所依，就容易會有悲哀的情緒。如果是心氣實，就會時常的大笑而無法自制，這是因為心本來所主的情志為喜的關係。

肺藏氣，魄則依氣而存，肺氣虛損的時候，就會有鼻塞、呼吸不暢的現象。如果是肺氣實，就會時常發生喘氣、聲粗及胸腔脹滿仰面喘息的情形。這是因為肺主氣，具有調達人體氣機、主持諸氣升降出入的關係。

腎藏精，志則依精而存，腎氣虛損的時候，四肢就會有厥冷不溫的情形，這是因為腎藏元陽，能溫煦周身的緣故。如果是腎氣實，就會有腹脹、脹滿及飧泄的病候，這是因為腎脈行於腹裡。而且，腎為胃關的緣故。

3 情緒對意識的影響

《靈樞・本神》：「故智者之養生也，必順四時而適寒暑，和喜怒而安居處，節陰陽而調剛柔。如是，則僻邪不至，長生久視。是故怵惕思慮者則傷神，神傷則恐懼，流淫而不止。因悲哀動中者，竭絕而失生。喜樂者，神憚散而不藏。愁憂者，氣閉塞而不行。盛怒者，迷惑而不治。恐懼者，神蕩憚而不收。心，怵惕思慮則傷神，神傷則恐懼自失，破䐃脫肉，毛悴色夭，死於冬。脾愁憂而不解則傷意，意傷則悗亂，四肢不舉，毛悴色夭，死於春。肝悲哀動中則傷魂，魂傷則狂忘不精，不精則不正，當人陰縮而攣筋，兩脅骨不舉，毛悴色夭，死於秋。肺喜樂無極則傷魄，魄傷則狂，狂者意不存人，皮革焦，毛悴色夭，死於夏。腎盛怒而不止則傷志，志傷則喜忘其前言，腰脊不可以俛仰屈伸，毛悴色夭，死於季夏。恐懼而不解則傷精，精傷則骨痠痿厥，精時自下。是故五藏主藏精者也，不可傷，傷則失守而陰虛，陰虛則無氣，無氣則死矣。」

聰明而有智慧的養生方法，首先應該是順應四季寒熱的變化，並且知道要調和喜怒哀樂的情緒，不讓各種的情緒變化過於激烈，同時還要順從四周的居住環境，及注重陰陽消長的規則，藉以調整過於剛強或是過於柔弱的態度。如果能做到這幾點，就能遠離病邪的侵害，而保有長壽。

一個人如果長期的過度驚嚇、焦慮或者思慮太過，就很容易傷神。神傷，就時時會流露出恐慌害怕的樣子，並且會造成遺精、滑精、泄漏之類的病症。

如果是因為悲傷太過或是哀慟至極，則會導致臟腑氣絕，以至於死亡。

如果是因為喜樂過度，就會造成精神渙散，而無法收斂。

如果是太過憂愁，就容易使氣機停滯、閉塞。

如果是過於發怒，就會造成智慮不清，因而無法處事。

如果是因為過於害怕，就會造成精神飄忽游蕩，而無法安適的現象。

具體地來說——

心藏神：如果過度的驚懼、思慮，就會傷神，神傷就會使人表現得慌張無主的樣子，日久則全身的肌肉會變得消瘦，到後來，毛髮也失去光澤並且脫落，最後則會在冬季死亡。

脾藏意：過度的憂愁並且長期都無法消除，就會傷意，意傷則會使人覺得心情煩悶，雜亂而理不出頭緒來，日久就會變得四肢無力，舉動都覺得困難，到後來，毛髮也失去光澤，變得枯燥，最後則會在春季死亡。

肝藏魂：如果悲哀過度，深及臟腑，就會傷魂（悲為肺志，肺氣太過則能乘肝，進而傷魂），魂傷就會令人狂妄，失去了精明，行事也會變得失去正常。這時候，病人的陰器會收縮，筋脈也變得拘急，兩側的脅肋也無法撐起來，到後來，毛髮也失去光澤，變得枯燥，最後則會在秋季死亡。

肺藏魄：如果喜樂無度，長此以往，就會傷魄（喜為心志，心氣太過則能乘肺，進而傷魄），魄傷就會使人癲狂，甚至會表現得旁若無人的樣子，皮膚也會變得乾枯焦燥，到後來，毛髮也失去光澤，變得枯燥，最後則會在夏季死亡。

腎藏志：如果太過發怒，到了無法自止的地步，就會傷志（怒為肝志，腎為肝之母，子病犯母，進而傷志），志傷就會導致記憶減退，使人忘記自己以前所說過的話，腰脊也會難以轉動，或是彎腰、伸直變得很困難的情形。到後來，毛髮也失去光澤，變得枯燥，最後則會在季夏（長夏）死亡。

總之，人如果長期的生存在恐懼的情緒中，日久就會耗傷精氣，精氣一旦耗損，就會有腰痠骨痛、四肢厥冷，或者痿弱無力的情形發生，甚者還會引起精氣外洩，造成遺精或滑精的症狀。

人體五臟皆屬於陰，亦都藏有精氣，不可受傷，五臟如果受傷，就會損害到陰精，陰精受損則為陰虛，陰虛則使五臟失去生氣，生氣如果喪失，則人也就即將要死亡了。

一般來說，怒傷肝、喜傷心、思傷脾、憂悲傷肺、驚恐則傷腎，這是常理，但是我們還要進一步瞭解，如果五志太過，則不止傷及相應的臟腑，甚至可以傳化到五行相乘的臟腑，或是引起母子相生關係的病變，甚而成重病，終致不治而亡。

4 情緒對氣機的影響

《素問．舉痛論》：「帝曰：善。余知百病生於氣也，怒則氣上，喜則氣緩，悲則氣消，恐則氣下，寒則氣收，炅則氣泄，驚則氣亂，勞則氣耗，思則氣結。九氣不同，何病之生？岐伯曰：怒則氣逆，甚則嘔血及飧泄，故氣上矣。喜則氣和志達，榮衛通利，故氣緩矣。悲則心系急，肺布葉舉，而上焦不通，榮衛不散，熱氣在中，故氣消矣。恐則精卻，卻則上焦閉，閉則氣還，還則下焦脹，故氣下行矣。寒則腠理閉，氣不行，故氣收矣。炅則腠理開，榮衛通，汗大泄，故氣泄。驚則心無所倚，神無所歸，慮無所定，故氣亂矣。勞則喘息汗出，外內皆越，故氣耗矣。思則心有所存，神有所歸，正氣留而不行，故氣結矣。」

人體氣機正常的變化主要是升、降、出、入四種狀態，藉以維持氣、血、津、液的輸佈運行及代謝排泄。如果氣機運行失常，則百病可以從之而生。

七情本為五臟所生，七情不調，則可以直接干擾臟腑氣機的運作，進而造成各種疾病，其中：

「**怒**」可以導致氣機上逆，甚至造成嘔血或是飧泄的疾病。這是因為「怒」令肝氣盛，氣盛則循經上逆，本來「氣為血帥」，所以能逼血上升，因而會造成嘔血。此外，肝木盛則乘脾土，脾土虛就會發生飧泄的病症。

「**喜**」可以導致氣機和緩，榮衛之氣通達暢利。因為「喜」令心氣緩，心主血脈，血脈和緩，則血中的營氣自然通達，脈外的衛氣也就能暢利。但是，如果「喜」太過，終致心神渙散。

「**悲**」可以導致氣機消散，心系拘急、肺葉散大，呼吸失暢，上焦的氣機不通，榮衛之氣也無法散佈周身，最後導致熱鬱閉其中，熱能耗氣，所以漸漸使氣消。這是因為「悲」令肺氣閉，心肺同居上焦，肺氣鬱閉，則影響所及，心系就會拘急。氣機不通，鬱而生熱，熱則使氣消散。

「**恐**」可以導致氣機下行，精氣退怯，上焦氣機閉而不通，下焦氣鬱而脹。因為「恐」令腎氣怯，腎藏精，精氣不足則無法上濟心肺，所以導致上、下閉塞不通，氣鬱於下，則返回下焦，故氣機下行而下焦脹滿。

「**寒**」可以導致氣機收斂，腠理（汗孔、肉紋）緊閉，氣不行於外，故氣收。

「**炅**」可以導致氣機外泄，腠理開放，榮衛之氣通暢，汗液得以順暢的排出，氣則隨汗泄出，故氣泄。

「**驚**」可以導致氣機紊亂，心神失去依靠及歸所，並使人喪失謀慮。這是因為驚嚇過度，傷及神明，神明失則方寸亂，謀慮就無以發揮的關係，故氣亂。

「**勞**」可以導致氣機耗損，喘息大作而出汗。這是因為勞動過度，氣隨汗出，氣失過度的關係，故氣耗。

「**思**」可以導致氣機聚結不散，心神停滯，氣機留連。這是因為思慮過度，精神專一，氣機停留的關係，故氣結。

九氣	影響氣機的變化	結　　　果
怒	氣上	嘔血、飧泄
喜	氣緩	氣和志達，榮衛通利
悲	氣消	心系急，肺布葉舉，上焦不通，榮衛不散，熱氣在中
恐	氣下	精卻，上焦閉，氣還，下焦脹
寒	氣收	腠理閉，氣不行
炅	氣泄	腠理開，榮衛通，汗大泄
驚	氣亂	心無所依，神無所歸，慮無所定
勞	氣耗	喘息汗出，外內皆越
思	氣結	心有所存，神有所歸，正氣留而不行

國家圖書館出版品預行編目（CIP）資料

人體圖形：黃帝內經的啟示 增訂版 / 魏哲彰作.
-- 初版. -- 新北市 : 世茂, 2015.4
面；　公分. --（生活健康；B389）

ISBN 978-986-5779-68-9（平裝）

1. 內經　2. 注釋

413.11　　104000772

生活健康 B389

人體圖形：黃帝內經的啟示 增訂版

作　　者／魏哲彰
主　　編／陳文君
責任編輯／張瑋之
封面設計／鄧宜琨
出 版 者／世茂出版有限公司
負 責 人／簡泰雄
地　　址／（231）新北市新店區民生路 19 號 5 樓
電　　話／（02）2218-3277
傳　　真／（02）2218-3239（訂書專線）
　　　　　（02）2218-7539
劃撥帳號／19911841
戶　　名／世茂出版有限公司 單次郵購總金額未滿 500 元（含），請加 50 元掛號費
世茂網站／www.coolbooks.com.tw
排版製版／辰皓國際出版製作有限公司
印　　刷／世和彩色印刷股份有限公司
初版一刷／2015 年 4 月

ISBN／978-986-5779-68-9
定　　價／320 元

黏貼處

電話：(02) 22183277
傳真：(02) 22187539

世茂好書・豐富心靈
世潮精典・智慧回饋

231新北市新店區民生路19號5樓

世茂
世潮 出版有限公司 收
智富

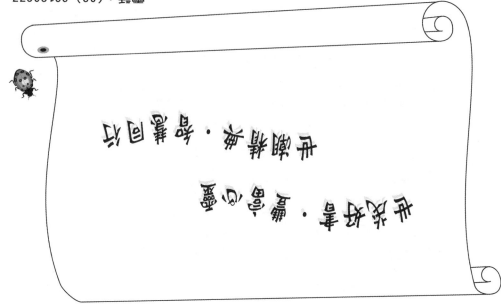

黏貼處

請沿虛線剪下裝訂寄回，謝謝！

讀者回函卡

感謝您購買本書，為了提供您更好的服務，歡迎填妥以下資料並寄回，
我們將定期寄給您最新書訊、優惠通知及活動消息。當然您也可以E-mail：
Service@coolbooks.com.tw，提供我們寶貴的建議。

您的資料（請以正楷填寫清楚）

購買書名：________________________________

姓名：____________ 生日：______年____月____日

性別：□男 □女 E-mail：________________

住址：□□□______縣市________鄉鎮市區________路街
______段______巷______弄______號______樓

聯絡電話：________________________

職業：□傳播 □資訊 □商 □工 □軍公教 □學生 □其他：______

學歷：□碩士以上 □大學 □專科 □高中 □國中以下

購買地點：□書店 □網路書店 □便利商店 □量販店 □其他：______

購買此書原因：___ ___ ___ ___ ___ ___（請按優先順序填寫）
1封面設計 2價格 3內容 4親友介紹 5廣告宣傳 6其他：______

本書評價：___ 封面設計 1非常滿意 2滿意 3普通 4應改進
___ 內　　容 1非常滿意 2滿意 3普通 4應改進
___ 編　　輯 1非常滿意 2滿意 3普通 4應改進
___ 校　　對 1非常滿意 2滿意 3普通 4應改進
___ 定　　價 1非常滿意 2滿意 3普通 4應改進

給我們的建議：--

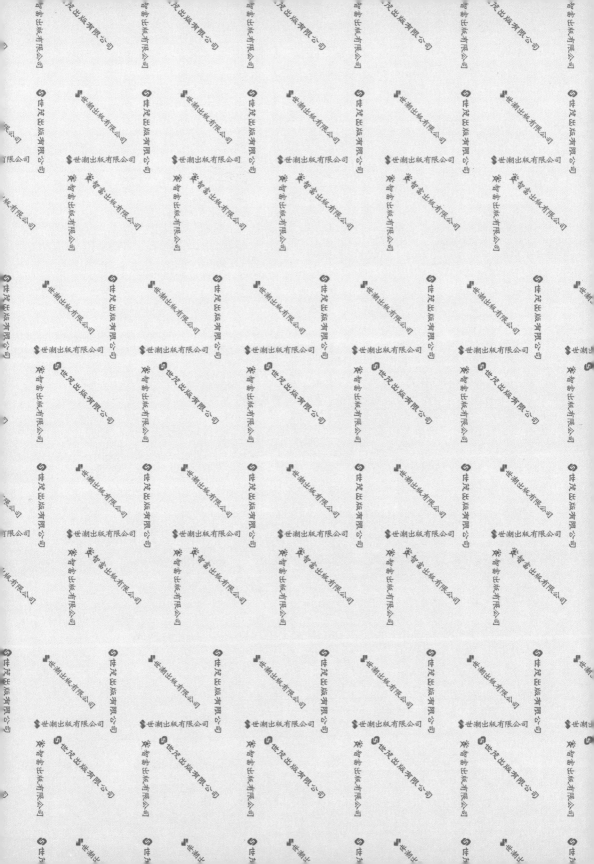